DES
LUXATIONS PATHOLOGIQUES
LEUR PATHOGÉNIE

PAR

FORGUE
Ex-prosecteur
de la Faculté de médecine de Montpellier,
médecin aide-major

MAUBRAC
Ex-prosecteur
de la Faculté de médecine de Bordeaux,
médecin aide-major

MÉMOIRE COURONNÉ PAR LA SOCIÉTÉ DE CHIRURGIE

(PRIX DEMARQUAY, 1885)

PARIS

ADRIEN DELAHAYE ET ÉMILE LECROSNIER, ÉDITEURS

PLACE DE L'ÉCOLE-DE-MÉDECINE

1886

DES

LUXATIONS PATHOLOGIQUES

LEUR PATHOGÉNIE

DES

LUXATIONS PATHOLOGIQUES

LEUR PATHOGÉNIE

PAR

FORGUE ET **MAUBRAC**

Ex-prosecteur
de la Faculté de médecine de Montpellier,
médecin aide-major

Ex-prosecteur
de la Faculté de médecine de Bordeaux,
médecin aide-major

MÉMOIRE COURONNÉ PAR LA SOCIÉTÉ DE CHIRURGIE

(PRIX DEMARQUAY, 1885)

PARIS

ADRIEN DELAHAYE ET ÉMILE LECROSNIER, ÉDITEURS

PLACE DE L'ÉCOLE-DE-MÉDECINE

1886

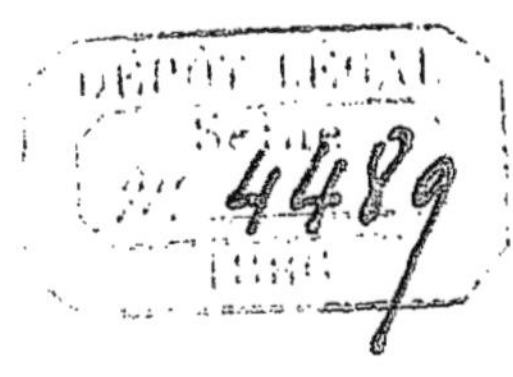

INTRODUCTION

DÉFINITION ET DÉLIMITATION DU SUJET

Comment doit-on définir les *luxations pathologiques?* Il importe, dès l'abord, de bien préciser ce terme, et de bien limiter ce sujet.

MALGAIGNE les a définies des *luxations* préparées ou favorisées par un état morbide, de sorte que les liens articulaires étant relâchés ou détruits par avance, il suffit des moindres efforts pour déterminer le déplacement.

Cette définition semble précise, sinon concise. Mais, pour éliminer d'emblée du groupe des luxations pathologiques, les *difformités articulaires congénitales*, il faut y substituer au mot de *luxations,* le terme de *déplacements acquis;* il faut y introduire aussi, à côté de cette condition étiologique de *relâchement* et *destruction des liens,* l'influence d'*usures* et d'*altérations osseuses.* Ainsi revue et corrigée, l'on peut adopter cette définition, qui pourtant n'est point une formule indiscutable. Mais, au moins, elle indique bien que le rôle étiologique principal, en cette variété de luxations, revient aux altérations de l'appareil articulaire qui préparent le déplacement, modifient ou suppriment les contacts osseux, affaiblissent les résistances musculaire et ligamenteuse, et permettent, *au moindre prétexte traumatique*, la disjonction articulaire. Il ne s'agit donc plus ici de violences extérieures ou de forces actives surprenant et disloquant un article, en pleine santé; c'est un appareil articulaire malade, déformé en ses surfaces osseuses, mal soutenu par ses ligaments altérés, mal renforcé par des muscles atrophiés, *tout prêt à la luxation*. L'action traumatiqne est, en l'espèce, négligeable ou discutable; c'est la position ou le poids du membre; c'est un mouvement du malade, un déplacement intempestif, une contraction inopportune. Elle n'a donc qu'un rôle pathogénique effacé; la part étiologique prépondérante appartient aux lésions articulaires qui préparent et provoquent le déplacement.

NÉCESSITÉ D'UNE CLASSIFICATION RIGOUREUSE.

Mais, on comprend combien peuvent être nombreuses ces causes provocatrices de luxation; *combien sont variés les troubles qui compromettent la fixité ou la résistance articulaires*. Une articulation est un *appareil mécanique complexe*, dont le jeu régulier comporte des éléments multiples : surfaces osseuses de contact, lames cartilagineuses de revêtement, liens ligamenteux et musculaires, moyens de glissement. Les altérations pathologiques peuvent, ou intéresser la totalité de ce système anatomique, ou se limiter à l'un ou plusieurs de ses éléments ; elles peuvent, en outre, survenir dans des conditions étiologiques spéciales ou à *des périodes particulières de la vie*, et répondre alors à *des tableaux cliniques bien distincts*. Dans cette multiplicité de désordres articulaires, dans cette diversité de déformations pathologiques, dont quelques-unes ont une *individualité clinique qui les isole* et les met hors du groupe des luxations pathologiques, il faut, pour la commodité de la description, trier avec méthode et distinguer avec soin les différentes variétés anatomo-pathologiques qui répondent à des espèces étiologiques différentes ; il faut constituer le groupe des *luxations pathologiques*, par classification rigoureuse : *il faut en éliminer certaines difformités articulaires* qu'en saine logique et en nomenclature rationnelle on ne peut y rattacher.

Prenons, par exemple, le *pied bot*. Si l'on considère qu'on y peut rencontrer, sinon des luxations complètes, du moins des sub-luxations fréquentes ; si l'on observe que ces déplacements sont justiciables des mêmes raisons pathogéniques et des mêmes hypothèses étiologiques que les luxations pathologiques proprement dites (malformations osseuses, rétractions ou paralysies musculaires, lésions nerveuses), est-on autorisé, dès lors, à surcharger de cette espèce nouvelle le groupe déjà si complexe des luxations pathologiques? C'est ce qu'a fait MALGAIGNE : « Quelques modernes, dit-il, ont détaché ces déviations du cadre naturel des luxations, où elles avaient été rangées par HIPPOCRATE, pour les transporter aux difformités. C'était méconnaître leur véritable nature; et, à raison de leur fréquence même, une description générale des luxations pathologiques offrirait une trop regrettable lacune si on ne les y comprenait pas. » Mais n'est-il pas évident qu'il s'agit là de déformations articulaires, qui constituent un *chapitre nosographique bien distinct*, qui ont *une personnalité clinique* bien spéciale; et qu'il n'y a aucune raison de rompre l'unité descriptive du pied bot, pour annexer cette variété à la grande classe des luxations pathologiques?

Vient ensuite une question pleine de controverses et de débats, de discussions et distinctions subtiles; il s'agit des *luxations congénitales*. On comprend sous cette dénomination et l'on range dans cette classe des lésions articulaires variées dont il faut faire un choix rationnel et une classification méthodique. Pourquoi laisser dans ce groupe général les déplacements articulaires que M. le professeur VERNEUIL a décrits sous le nom de *luxations paralytiques?* En ces cas d'amyotrophies infantiles, la claudication n'apparaît et le déplacement ne s'effectue que dans l'enfance ou la jeunesse, après plusieurs années d'intégrité de formes et de fonctions de l'article. N'est-ce point un défaut de langage et une erreur de nomenclature que de conserver à cette variété cette appellation impropre de *luxations congénitales?* Ou bien alors, faut-il négliger la *signification étymologique* de ce mot *congénital;* n'en plus faire le synonyme de *luxation intra-utérine*, mais le regarder plutôt comme un terme *de pure convention, répondant à un tableau symptomatique spécial*, et comme la dénomination, arbitrairement acceptée, d'une espèce de luxation qui a sa place bien distincte dans le cadre nosologique? Mais, n'est-il point évident que cette terminologie identique et commune entraîne une confusion nosographique regrettable? Pourquoi tolérer par convention et conserver par abus cette double signification du terme congénital? Il faut réserver cette appellation aux luxations *réellement con-génitales, dans le sens chronologique du mot*, aux déplacements observés à la naissance et qui peuvent dépendre de traumatismes pendant la grossesse, d'accidents articulaires de la vie intra-utérine (hydropisie, coxalgie), de malformations évolutives et d'arrêts de développement. Mais il faut rigoureusement distraire de ce groupe la catégorie des *luxations paralytiques :* ce sont là des *difformités articulaires acquises*, et, à ce titre, elles rentrent dans les *luxations pathologiques.*

Voilà donc l'ancien groupe commun des luxations congénitales démembré et privé d'une de ses variétés cliniques composantes.

Nous arrivons ainsi par élimination et sélection progressives, à composer plus exactement le groupe des luxations pathologiques, à en délimiter plus justement le cadre. Et ce n'est point là une critique nosographique inutile, ou une discussion stérile de nomenclature médicale : une division méthodique de la question suppose une délimitation précise du sujet. De plus, en l'espèce, une place mieux précisée dans le cadre nosologique permet une action thérapeutique mieux dirigée.

Comme l'a dit M. le professeur VERNEUIL, à propos des *luxations paralytiques:* « l'infériorité de la thérapeutique sur ce point tient en grande partie aux idées erronées qui ont régné et règnent encore sur l'origine et le mécanisme de ce genre de déplacement. » Donc, conserver dans la classe des luxations congénitales les luxations paralytiques, ce ne serait point seulement commettre une faute de classification nosographique, ce qui est négligeable; ce serait surtout leur infliger à ce titre, une thérapeutique erronée ou impuissante.

Autre question et autre point de discussion nosographique.

MALGAIGNE distingue avec soin les *luxations simples* caractérisées par deux points essentiels : intégrité des surfaces articulaires, simple distension des ligaments extérieurs, et les *luxations compliquées* où les surfaces articulaires sont essentiellement altérées : tantôt déformées, dépolies, éburnées par le rhumatisme chronique, tantôt rongées et érodées par la carie. Il fait l'observation subtile « que c'est abuser des termes que de dire de deux extrémités articulaires qu'elles sont déplacées quand elles n'existent plus »; et il propose pour ces destructions osseuses le nom de : *pseudo-luxations*. La

dénomination est heureuse, et la thèse soutenable ;
mais, si les surfaces articulaires ont disparu, les segments osseux articulés du moins sont déplacés dans
leurs rapports réguliers, et cela suffit pour justifier le
terme de « luxations » appliqué à ces déformations. C'est
d'ailleurs là la classe la plus intéressante au point de
vue de la pathogénie, la plus riche au point de vue clinique, et il serait illogique de n'en former qu'une catégorie accessoire.

SYNONYMIE

Ce groupe clinique des luxations pathologiques une
fois dégagé et limité, quelle en doit être la désignation ?
En France, c'est le terme de *luxations pathologiques*
adopté par MALGAIGNE qui semble l'emporter ; en
Allemagne, c'est celui de *luxations spontanées*, indiqué
par BICHAT. A côté de ces deux appellations, on trouve
toute une série de synonymes, toute une liste de termes
proposés ou préférés. Chaque auteur les baptise à son
gré, parce que chacun les explique à sa façon ; et la
diversité de cette synonymie traduit bien la multiplicité
des hypothèses étiologiques émises.

VOLKMANN et KRONLEIN repoussent le terme de *luxations pathologiques*. C'est pourtant une désignation
commode, indiquant bien qu'il y a eu souffrance antérieure de l'articulation, et modifications pathologiques

de cet appareil. L'appellation de *luxations spontanées* a l'avantage de négliger toute violence extérieure, de supprimer toute étiologie traumatique; mais on peut objecter que la spontanéité n'est point aussi absolue, et que ce terme ne fait rien pressentir des altérations articulaires.

L'expression de *luxations symptomatiques* proposée par Humbert est assez précise; car, ainsi que le dit Roser, le « plus souvent la luxation spontanée n'est qu'un symptôme des maladies qui troublent le mécanisme articulaire ».

Kronlein critique l'expression de *luxations inflammatoires* (Hueter) comme trop restreinte; la dénomination de *luxations secondaires* ou *consécutives* comme ayant été déjà employée dans un sens différent et pour caractériser certaines luxations traumatiques à répétition. Quant aux désignations de *luxations graduelles* (Nélaton), de *luxations tardives* (Lotzbeck), elles peuvent s'appliquer justement à certains cas, caractériser heureusement certaines histoires symptomatiques, mais elles ne peuvent devenir une appellation commune et générale.

De ce long catalogue de synonymes, que conclure? C'est qu'il est difficile de fixer en un mot l'expression exacte et la formule définitive de ce groupe de luxations; c'est que peu importe le terme si l'on s'entend sur la chose: c'est que le mieux est d'adopter sans discussion et de conserver sans critiques l'expression de *luxations pathologiques* qui a prévalu dans la nomenclature française.

CLASSIFICATION

Les limites de la question étant ainsi tracées, il en
faut indiquer les grandes lignes de partage, il faut en
faire la division méthodique.

Il semble, dès l'abord, qu'il est une classification qui
s'impose par sa simplicité descriptive. C'est celle qui
prendrait pour base de division, la distinction des
diverses pièces composant l'appareil articulaire ; on
établirait des espèces différentes correspondant à des
variétés anatomo-pathologiques spéciales, suivant que
le travail morbide se serait localisé aux segments osseux
articulés, aux liens fibreux, aux muscles de renforcement, aux parties molles péri-articulaires. Chaque mode
pathogénique admis correspondrait à une localisation
anatomo-pathologique définie.

C'est là une idée séduisante, et une classification
rationnelle ; le mal est que les faits observés s'accom-
modent peu à cette analyse rigoureuse. Il est bien des
observations qu'on ne peut aisément rattacher à ce
schéma anatomique ; le processus pathologique ne s'isole
point avec cette simplicité.

En veut-on des exemples ? Prenons le groupe des luxations par relâchement articulaire, assez souvent obser-

vées dans la fièvre typhoïde, la scarlatine, la rougeole,
la perpuéralité. Ne sont-elles point le résultat de facteurs
étiologiques combinés : élongation ligamenteuse, dégé-
nérescences spécifiques des muscles péri-articulaires,
contractions musculaires inopportunes , poids du
membre, etc.

De même, dans les luxations *myopathiques* (FRIED-
BERG), *paralytiques* (VERNEUIL), ne faut-il accuser que
l'insuffisance de l'appareil musculaire? N'est-il point évident que lorsque, après des troubles amyotrophiques ou
paralytiques, les tuteurs musculaires sont impuissants à
soutenir l'article, toute la charge du membre, toute la
besogne de fixation articulaire, portent sur la capsule
qui se fatigue, s'étire, s'allonge?

Voilà quelques exemples qui démontrent qu'aucun
élément de l'articulation ne peut souffrir isolément, et
qu'on n'est point fondé à accentuer entre chaque type
anatomo-pathologique une scission aussi profonde.

Veut-on écarter la notion de siège pour adopter,
comme base de classement, la question de nature? Veut-
on substituer à la *classification anatomique* la *classification nosologique?* On sera dès lors conduit à distinguer
des luxations ataxiques, paralytiques, rhumatismales,
coxalgiques, typhiques, varioliques, puerpuérales, des
dislocations par laxité articulaire, par étirement ligamenteux, par refoulement dû à une tumeur, etc... Il
faudra multiplier les catégories, dissocier les espèces,
tout cela sans lien pathogénique commun, sans profit de
clarté descriptive ou de vérité clinique.

Au reste, on ne peut demander à une classification une valeur absolue : elle n'est qu'un moyen de répartition simple et d'exposition claire; elle ne peut être qu'un cadre commode pour y ranger les faits observés.

A ce titre, la classification de VOLKMANN est demeurée le modèle classique et le type incontesté. Et pourtant, ainsi que l'a fait observer M. le professeur VERNEUIL, il serait facile d'en faire la critique et d'en démontrer les points discutables.

Mais, comme elle permet un groupement logique des variétés multiples de luxations spontanées, comme elle met bien en relief les modes pathogéniques distincts, c'est elle que nous adopterons, mais avec réserves et corrections.

Les diverses espèces de luxations pathologiques, sont groupées par VOLKMANN en trois catégories :

1° Luxations par relâchement de liens articulaires ;

2° Luxations par destruction des extrémités osseuses ;

3° Luxations par déformation des surfaces articulaires.

A ce groupement, d'ailleurs commode, on peut objecter que, dans les variétés qui composent le premier groupe, le relâchement des liens articulaires n'est point la condition pathogénique exclusive et obligée; qu'il intervient des facteurs étiologiques auxiliaires (contractions musculaires, attitudes, actions mécaniques); qu'un seul caractère semble constant, qu'un seul point distingue cette catégorie : c'est l'*intégrité des extrémités osseuses*. On peut aussi faire observer qu'il est inutile de distinguer des luxations par destructions osseuses et par déformations des surfaces articulaires; que cette subdivision ne peut être maintenue, puisque ces déformations osseuses (ataxie et arthrite sèche) paraissent le plus souvent liées à un processus distinctif ; qu'il y a donc lieu de les réunir en un groupe commun et indivis.

Admettons donc deux grands groupes : ou bien l'os est sain, les parties molles seules sont altérées ; ou bien l'os est malade, modifié dans sa forme, son volume, sa consistance ; d'où :

1° Luxations par altérations des parties molles ;

2° Luxations par altérations des surfaces osseuses.

Nous ne faisons là que reproduire la classification de MALGAIGNE qui distinguait des *luxations simples*, avec intégrité des surfaces articulaires, et des *luxations compliquées* avec altération des extrémités osseuses (pseudo-luxations, pour MALGAIGNE).

Ces deux groupes se subdivisent à leur tour. Dans le premier, deux variétés : ou bien les parties molles de l'articulation ne sont pas *primitivement* malades : ce sont des traumatismes lents, des actions mécaniques continues, des tractions anormales, etc., qui, agissant sur des parties molles articulaires, *primitivement* saines, ou du moins en l'absence de tout phénomène inflammatoire intense, en amènent l'élongation et le relâchement. Ou bien, au contraire, l'articulation est malade ; les parties molles sont primitivement atteintes ; les pressions s'exercent sur des moyens d'union altérés : synoviales et ligaments ramollis et élongés, muscles de renforcement paralysés et impuissants (luxations par affaiblissement ligamenteux dû à un traumatisme antérieur ; —

luxation par laxité essentielle ; — luxations paralytiques ; — luxations dans les arthrites aiguës, où le processus inflammatoire intéresse la totalité des parties molles articulaires.

Quant à la deuxième classe (luxations par altérations des extrémités osseuses), on trouve là des lésions, sinon spécifiques, tout au moins spéciales ; à autant de maladies productrices répondent autant de types anatomo-pathologiques, et il faut distinguer des luxations par tuberculose osseuse, par rhumatisme chronique, par ataxie, par syphilis.

Voici donc notre plan général :

LUXATIONS PATHOLOGIQUES.

1re CLASSE. — Luxations par altérations des parties molles articulaires.

1re VARIÉTÉ. — *Les parties molles articulaires pouvant être primitivement saines, et n'étant modifiées qu'à la longue par actions mécaniques lentes.*

1° Luxations par surcharge anormale.
2° — par tumeurs de voisinage.
3° — par allongement de deux os accouplés.
4° — par attitude vicieuse.
5° — par habitudes professionnelles.

2° VARIÉTÉ. — *Les parties molles articulaires étant primitivement malades, en partie ou en totalité.*

6° — par relâchement ligamenteux dû à un traumatisme antérieur.
7° — par laxité essentielle.
8° — par paralysies musculaires.
9° — dans les arthrites.

2° CLASSE. — Luxations par altérations des extrémités osseuses.

1° Luxations dans la tuberculose.
2° — le rhumatisme chronique.
3° — l'ataxie locomotrice.
4° — la syphilis.

Ce mémoire est le résultat de recherches communes, et nous en acceptons solidairement toute la responsabilité. Nous indiquons seulement que la rédaction a été ainsi répartie : M. Forgue a écrit les luxations par altération des parties molles articulaires (les luxations dans les arthrites excepté), les luxations dans l'ataxie locomotrice, la syphilis : M. Maubrac a écrit les luxations dans les arthrites, dans la tuberculose, le rhumatisme.

DES
LUXATIONS PATHOLOGIQUES

LEUR PATHOGÉNIE

HISTORIQUE

Hippocrate expliquait la luxation pathologique de la hanche par amas de mucosités dans la jointure. Cette opinion, avec quelques légères modifications, fut adoptée par la majorité des chirurgiens de l'antiquité et du moyen âge : Galien, Paul d'Égine, les Arabistes, Guy de Chauliac, les deux Fabrice. — J.-L. Petit la reproduisit, se l'appropria en la complétant : « La synovie déposée remplit la capsule, relâche les ligaments qui ne peuvent résister aux muscles qui actionnent le fémur. » Considérée alors comme nouvelle, cette théorie fut vivement attaquée : on nia la possibilité du mécanisme décrit par J.-L. Petit, et on invoqua mainte autre lésion articulaire souvent sans fournir de preuves véritables. Mais l'ancienne théorie rallia toujours des partisans, et défendue par Lesauvage qui s'attacha à réfuter les assertions contraires de BICHAT et de BOYER, par NÉLATON BÉRARD, DENONVILLIERS, elle fut établie sur des preuves indiscutables par les belles recherches expérimentales et cliniques de PARISE. En même temps BONNET publiait ses travaux sur les maladies des articulations, œuvre remarquable dont nous aurons à signaler toute la valeur dans le cours de cette étude.

Tout en reconnaissant vraie la poposition de J.-L. PETIT, SABATIER ne la croyait pas applicable à tous les cas, et il admit la destruction des parties constituantes de la cavité articulaire comme cause souvent suffisante à elle seule pour provoquer la luxation. Cette nouvelle théorie reposait sur des faits anatomo-pathologiques bien observés. BOYER, PALETTA, FRICKE, et plus récemment MARTIN et COLLINEAU, BLASIUS, etc., ont montré toute l'importance de pareilles lésions.

ASCLÉPIADE, le Bithynien, avait signalé le gonflement des parties molles articulaires comme capable de luxer le fémur. PORTAL fit revivre cette opinion: « le gonflement et l'intumescence de la synoviale et du paquet adipeux expulsaient la tête fémorale du cotyle. » MORGAGNI, HUMBERT et JACQUIER, invoquent ce mécanisme dans bien des cas. Une cause à peu près semblable, la tuméfaction du cartilage de la cavité cotyloïde chassant le fémur, fut admise par DESAULT, BICHAT, BRODIE qui localise le début de l'affection dans le cartilage (BOYER, LOBSTEIN); etc. Citons encore dans le même ordre d'idées, l'opinion d'ANDRY, le plus violent détracteur de J.-L. PETIT : il admettait une excroissance, un cal du cotyle repoussant le fémur. GORTNER indiquait une exostose du cotyle. Pour RUST, les explications de J.-L. PETIT, de SABATIER, ne suffisent pas ; la cause de la luxation est une tuméfaction de la tête fémorale devenue trop volumineuse pour le cotyle normal qui ne la peut plus contenir : opinion que Platner avait émise le premier, mais que Rust fit sienne par les preuves qu'il apporta et la vigueur avec laquelle il la défendit.

Trois grandes formules résument ces théories et hypothèses :

1° Accumulation de liquide, théorie humorale d'Hippocrate ;

2° Usure osseuse (Sabatier) ;

3° Disproportion de volume entre la tête du fémur et la cavité cotyloïde (Portal, Desault, Rust).

Chacune de ces explications a été attaquée et défendue avec ardeur. Ici encore, comme on le rencontre trop souvent dans l'histoire de la médecine, la plus grande erreur a été un exclusivisme trop absolu, ne voulant reconnaître qu'une seule cause à un phénomène qui peut se produire dans maintes conditions diverses. Dans leurs traits principaux chacune des théories est vraie : des faits indiscutables en attestent l'exactitude : nous le montrons dans les chapitres qui suivent. Disons toutefois que c'est à un titre de fréquence bien différent, et que la majeure partie des cas se range dans les deux premières interprétations, celles de J.-L. Petit et de Sabatier.

Nous avons arrêté notre historique à 1842, époque à laquelle parut le mémoire si remarquable de Parise. Et cependant, l'histoire des luxations spontanées durant les quarante ans qui ont suivi cette publication s'est enrichie de faits nombreux : les théories anciennes ont été revisées avec soin : on a précisé chaque point en particulier, et pour ne citer que les travaux les plus célèbres, rappelons ceux de Bonnet sur les attitudes, de Verneuil sur les actions musculaires, mettant en relief deux phénomènes auxquels incombe un rôle prépondérant dans la production du phénomène de la luxation pathologique. Mais après Parise on ne discute plus sur la possibilité de la luxation dans le cas d'hydarthrose simple, ou sur la nécessité d'une altération osseuse : ce sont là des faits admis, à peine existe-t-il quelques légères dissidences : et si l'on discute encore sur l'importance à attribuer à chaque élément producteur de la luxation, en général la théorie humorale est admise de tous.

HIPPOCRATE, J.-L. PETIT, SABATIER, RUST, n'avaient guère en vue que la luxation de la hanche dans la coxalgie — les termes luxation pathologique et luxation coxalgique furent même synonymes — et dans notre historique nous avons considéré ce seul déplacement, qui n'est en somme qu'une partie, la plus importante il est vrai, de ce que nous comprenons actuellement sous le terme de luxation pathologique.

Mais à mesure que progressait l'étude de cette affection, des faits observés dans d'autres articulations, conséquence de processus différents et multiples, sont venus se grouper dans le cadre ancien en l'agrandissant, et l'on a décrit de nouvelles classes ou variétés de luxation. Ainsi, STANLEY étudie les luxations par distension des ligaments ; PARISE, la luxation par allongement inégal des os, CHARCOT et ses élèves, la luxation tabétique, VERNEUIL puis RECLUS, la luxation paralytique, etc.

Tous ces groupes importants, peu comparables entre eux, ne peuvent être classés dans l'historique général qui ne vise que la luxation coxo-fémorale dans le cas d'arthrite. Aussi dans chacun des chapitres qui traiteront des diverses variétés de luxation pathologique, ferons-nous une courte revision des travaux antérieurs : à ce moment seulement nous discuterons les opinions émises, leur valeur, si nous devons les accepter, et dans quelle mesure.

PREMIÈRE CLASSE

LUXATIONS PAR ALTÉRATIONS DES PARTIES MOLLES ARTICULAIRES

PREMIÈRE VARIÉTÉ

Nous étudierons, conformément à notre plan général, une première catégorie de luxations produites, dans une articulation *primitivement saine*, par l'allongement progressif des liens fibreux, mécaniquement étirés, forcés dans leur résistance, modifiés dans leurs dimensions.

LUXATIONS PAR SURCHARGE ANORMALE

C'est ainsi qu'une *surcharge anormale*, qu'un poids continu écartant les deux points d'insertion fixe d'un trousseau ilgamenteux, peuvent rompre la coaptation articulaire, et amener l'élongation progressive de la capsule. KRONLEIN propose pour cette espèce la dénomination heureuse de *Distraction's luxationen*, dont l'équivalent affaibli serait, en

français *luxations par extension continue*. A cette variété
appartiennent quelques exemples remarquables. C'est d'a-
bord l'observation curieuse rapportée par COOPER :

Un jeune officier eut pendant une heure le bras amarré à une
vergue et soumis à une extension excessive : le reste du corps ne tou-
chait que par un pied le pont du navire. A son retour en Angleterre, il
pouvait aisément, par un simple mouvement d'élévation, se luxer le
bras.

Il faut noter qu'il y avait, en ce cas, une atrophie considérable des muscles de l'épaule : la distension capsulaire
n'est donc pas ici un facteur étiologique exclusif, et l'affaiblissement des soutiens musculaires ne peut être négligé.

C'est ensuite le cas, rapporté en 1654, par MOLINETTI professeur de Padoue :

Une jeune fille était affectée d'un spina-ventosa de l'humérus, dont
le poids devint tel qu'il détermina une luxation de l'épaule : la guérison
de l'affection suffit pour faire rétablir les rapports réguliers des segments osseux.

Voilà donc un premier procédé d'élongation ligamenteuse :
à côté, viennent se placer, en série voisine, une collection de
faits où le relâchement des liens fibreux s'explique par actions
mécaniques lentes, par fatigue ligamenteuse et distension
progressive, et qui tiennent à des changements survenus
dans les contacts réguliers et les relations normales des
pièces osseuses articulées. *Qu'une tumeur chasse et repousse
graduellement un os voisin ; que deux os, accouplés en double
attelle, ne se développent plus suivant des axes constants ;
qu'une attitude vicieuse ou qu'une habitude professionnelle*
fatiguent plus souvent une articulation et distendent plus
spécialement un trousseau de fibres, on conçoit que le
résultat mécanique est le même : la *résistance ligamenteuse*

est forcée; les liens faiblissent et s'allongent; la dislocation se fait graduellement.

Il y a des exemples classiques qui démontrent la possibilité de chacun de ces modes pathogéniques. Suivons, en effet, la liste indiquée de ces espèces différentes : nous verrons qu'on en peut rapprocher une série d'observations concluantes.

DISLOCATIONS PAR TUMEURS DE VOISINAGE

On peut voir au musée du Val-de-Grâce une pièce remarquable où l'on constate une *luxation du péroné par des exostoses multiples du tibia :* la tête péronière, déformée elle-même, a été graduellement écartée, refoulée par une production osseuse, par une stalactite tibiale éburnée, qui a progressivement disjoint l'article et forcé la résistance des faisceaux ligamenteux péronéo-tibiaux.

Quand une masse néoplasique tuméfie l'extrémité épiphysaire supérieure du tibia, quand un sarcome myéloïde ossifiant se développe à ce niveau en saillie volumineuse, on voit la *tête péronière graduellement refoulée par cette tumeur croissante se déplacer et se disloquer progressivement.*

KRONLEIN a vu un sarcome myéloïde de la tête cubitale luxer en dehors l'extrémité du radius. THIERRY a vu la tête du tibia luxée en arrière par des tubercules (?) développés derrière le ligament rotulien : les ligaments postérieurs étaient relâchés, ainsi que les latéraux. Mais il convient de faire des réserves sur cette observation, complexe en son étiologie, et peu précise en ses détails cliniques.

Il est démontré par des faits qu'un anévrysme de la poplitée peut luxer le tibia en avant, qu'une *tumeur anévrys-*

male de la crosse de l'aorte peut ébranler graduellement la solidité de *l'articulation sterno-claviculaire*, affaiblir ses liens fibreux, et disloquer l'article. HOLLAND a noté quatre cas de luxation claviculaire par cette tumeur anévrysmale ; FOUCARD en a observé un cinquième exemple. Il est enfin des cas où une *tumeur du maxillaire inférieur* a pu, par son développement progressif, agir ainsi qu'une véritable « poire d'angoisse », produire l'écartement continu des deux arcs maxillaires, l'élongation croissante des liens temporo-maxillaires, la désunion lente des pièces osseuses, et la luxation, en résultat définitif.

LUXATIONS PAR ALLONGEMENT INÉGAL DES OS

C'est là une variété intéressante que PARISE, le premier, a décrite en 1854, dans la *Revue médico-chirurgicale*.

Qu'on suppose deux pièces squelettiques associées en paire, dans un même segment de membre, *combinées en une véritable attelle conjuguée*, et articulées ensemble à leurs deux points extrêmes : radius et cubitus à l'avant-bras; tibia et péroné à la jambe. Qu'on admette une disproportion d'accroissement entre ces deux tiges osseuses couplées; l'os, à développement prépondérant, s'allongera, changera ses points de contact avec son congénère dont la croissance s'attarde ; il se fera un glissement, un déplacement des surfaces articulaires : les ligaments, forcés de s'accommoder à cette situation nouvelle, se distendront, *prêteront*, et il se produira une luxation qui se fera à l'articulation la plus mobile.

Voici quelques observations de PARISE qui prouvent la réalité de ce mode de luxation :

Obs. I. — *Luxation du péroné, par allongement du tibia atteint de nécrose.* La tête péronière ne répond plus à la facette tibiale : elle est descendue de plus d'un centimètre, en même temps qu'elle s'est rapprochée de l'axe du tibia. La luxation s'est donc faite en bas et en dedans.

Obs. II. — *Luxation en bas de la tête péronière gauche, par allongement du tibia.* Le péroné a suivi son développement normal, et présente la même longueur que celui du côté sain.

Obs. III. — *Luxation en bas de la tête péronière, par allongement du tibia.* Ici tout le membre inférieur du même côté est allongé, et le péroné a participé dans une certaine mesure à l'allongement total.

Au septième congrès annuel des chirurgiens allemands (12 avril 1878), Guterbock a communiqué l'observation suivante :

Petite fille de huit ans, ayant eu, à l'âge de trois ans, une ostéite de l'avant-bras droit. Incurvation du segment antibrachial, due à un excès de développement du radius qui dans sa moitié inférieure proéminait sous la forme d'un arc à convexité externe, de sorte que la main paraissait luxée vers le cubitus. Ostéotonie cunéiforme. Guérison.

Ollier a démontré expérimentalement[1] que l'on peut agir sur l'accroissement, la forme, la direction des os par l'excision des cartilages de conjugaison.

Sur de jeunes lapins, il excise le cartilage de conjugaison inférieur du cubitus, et bientôt la patte se dévie en dehors, jusqu'à ce qu'elle aille former un angle droit sur l'avant-bras. Ollier fait la contre-épreuve en excisant sur l'autre membre le cartilage de conjugaison du radius.

Voici une observation confirmative :

Adolescent, traité en 1873 dans le service d'Ollier. Arrêt de développement du tibia par ostéite suppurée de la région juxta-épiphysaire inférieure de cet os. Continuation de l'accroissement du péroné, incurvation progressive de sa diaphyse, luxation de ses deux extrémités ; pied équin varus dû à cette déformation osseuse.

1. *Revue mensuelle de médecine et de chirurgie*, 1877.

Excision des cartilages de conjugaison inférieur et supérieur du péroné ; six mois après le péroné opéré n'a pas grandi, le tibia est allongé de 8 millimètres. Deux ans après, le pied est complètement redressé.

Les travaux de BROCA, de PAGET, d'HUMPHRY et d'OLLIER, les remarquables études de LANNELONGUE sur l'ostéo-myélite chronique, ont vulgarisé ces faits de croissance exagérée des os, du tibia en particulier, à la suite d'ostéite ; les publications de BAIZEAU et d'OLLIER ont fait connaître les allongements osseux, consécutifs aux fractures de jambe, qu'on peut rattacher au même groupe et expliquer de la même façon. On sait que l'*inflammation diaphysaire* peut par irritation propagée et suractivité proliférante du cartilage conjugal, *produire un allongement de l'os ;* que, au contraire, un travail inflammatoire, intéressant le *cartilage juxta-épiphysaire,* peut détruire ce point important où se concentre l'activité formatrice de l'os, cette réserve nutritive pour l'ossification, et entraîner par suite un *arrêt de développement* de la pièce squelettique malade.

On comprend dès lors que, *si dans une fracture de jambe le péroné n'est point brisé, il ne participe pas à ce travail d'ostéite productive qui atteint le tibia ;* il ne peut suivre cet os dans son accroissement normal ; il y a *asymétrie des deux pièces osseuses accouplées ;* les ligaments se tendent et se distendent ; la *tête péronière se mobilise et se luxe.*

Inversement, supposons qu'un déplacement angulaire, qu'une consolidation vicieuse par chevauchement fragmentaire, *rappetissent et raccourcissent le tibia fracturé : le péroné, normalement développé, est devenu trop long pour ce tibia déformé ;* il peut s'incurver pour s'accommoder aux dimensions de son voisin ; mais, si la disproportion est excessive, *il se luxe en haut et en arrière.*

Sur une pièce (212 A) déposée au musée Dupuytren, on voit une fracture du tiers inférieur du tibia consolidée avec chevauchement considérable des tronçons fragmentaires et raccourcissement osseux notable : le péroné est incurvé, augmenté considérablement de volume, et luxé en haut et en arrière sur la facette tibiale.

On en peut rapprocher ce fait, quelquefois observé, c'est que, dans le cas de *forte courbure rachitique du tibia*, le péroné ne s'adapte point toujours à la déformation tibiale; on voit alors l'*articulation péronio-tibiale supérieure céder*, et la tête du péroné déplacée en haut et en dehors.

De ces faits observés, PARISE avait conclu les probabilités théoriques suivantes : c'est que, dans le cas d'allongement exagéré du cubitus, cet os repousserait en dehors le carpe et la main, et romprait ses attaches cubito-radiales infé-rieures; c'est que si le radius se développait démesurément il se luxerait en haut sur la saillie condylienne.

Ce sont là des possibilités anatomiques, que les preuves cliniques justifient de plus en plus.

Dans une observation d'OLLIER, il s'agit d'un enfant de treize ans, atteint à l'âge de onze ans d'une ostéite suppurée de la diaphyse radiale, s'étendant jusqu'au cartilage conjugal inférieur : arrêt de développement de cet os qui ne peut suivre le cubitus dans son accroissement; luxation de l'extré-mité inférieure du cubitus en bas et en arrière; inclinaison de la main vers le bord radial. On fait la destruction partielle du cartilage conjugal inférieur du cubitus; la main s'est progressivement redressée.

LUXATIONS PAR DISTENSION LIGAMENTEUSE DUE A L'ATTITUDE

BOUVIER a très justement indiqué que l'action de la pesan-teur et les efforts de sustentation « tendent incessamment à augmenter les courbures, les inclinaisons des os, à *vaincre la résistance des ligaments et des muscles distendus. Si le poids des organes ne porte pas d'aplomb sur les diverses coupes du squelette*, la pression tend à affaisser le côté surchargé ».

Il faut donc que la *charge s'égalise* et que la *pression se proportionne aux divers articles*. Quand des *incurvations osseuses*, quand des *déviations axiles du squelette* modifient les conditions de support normal et d'équilibre régulier, la fatigue ne se répartit plus normalement dans les diverses articulations et aux divers faisceaux ligamenteux : d'où élongation des liens articulaires surmenés, épuisement de leur résistance, et tendance aux luxations.

En voici des exemples :

Dans le cas de *genu valgum*, l'axe fémoro-tibial est brisé suivant un angle obtus ouvert en dehors ; dans la marche, l'effort mécanique maximum porte sur les ailerons internes de l'appareil ligamenteux que distend en dedans la saillie osseuse angulaire, et que tire en dehors la contraction du triceps fémoral tendant à redresser sa ligne d'insertion ; les faisceaux ligamenteux internes qui fixent la rotule s'élongent, s'affaiblissent, cèdent et permettent la luxation de la rotule en dehors. Objectera-t-on que si cette variété de luxations comporte comme condition pathogénique importante le relâchement ligamenteux, elle suppose comme agent étiologique non négligeable, la contraction du triceps dont la rotule n'est que le sésamoïde ? Mais, alors, dans quelle catégorie la placer, et à quel moment la décrire ?

Ces luxations ont été décrites par MALGAIGNE. — ISERMEYER a repris cette étude, et réuni près de quarante cas inédits. Cet auteur a bien indiqué qu'il est *deux facteurs étiologiques dominants* dans la formation des luxations pathologiques de la rotule : le *déplacement des surfaces articulaires fémoro-*

tibiales, et le *relâchement de l'appareil ligamenteux*. Ce dernier peut être *essentiel* et exister sans déviation axile du squelette du membre; mais ainsi que le dit ISERMEYER « les luxations dues au relâchement essentiel des liens fibreux forment la minorité par rapport à celles que produit le déplacement mutuel des extrémités articulaires. Le plus souvent on voit les luxations compliquer le *genu valgum* ». MONTEGGIA (*lussazionni rachitiche*), GUÉRIN, BUSCH, les ont observées dans le genou rachitique.

DUBREUIL a relaté le fait « d'une luxation double de la rotule en dehors, observée sur un sujet rachitique : l'angle tibio-fémoral était très accentué; les deux rotules étaient appliquées sur le condyle fémoral externe, les faisceaux ligamenteux internes des deux côtés étaient allongés et épaissis ».

Quelques auteurs, ISERMEYER, ADAM, les ont vues dans les cas de déviations angulaires du genou consécutives à l'arthrite déformante. La *coudure fémoro-tibiale accentuée*, voilà donc l'élément pathogénique prépondérant : mais, suivant la remarque d'ISERMEYER, « elle n'est point une condition suffisante; il faut encore une modification et un relâchement de l'appareil ligamenteux ».

Une observation de GUERMOUPREZ met bien en relief les relations étiologiques qui unissent ces *trois faits :* déplacement angulaire des extrémités osseuses articulées; relâchement ligamenteux des faisceaux internes par distension et fatigue; luxation rotulienne en dehors.

Il s'agit d'un homme de trente-huit ans qui en 1865 fit une chute de soixante pieds : *Traumatisme rachidien intense; paralysie des membres inférieurs; luxation spontanée de la rotule gauche en* 1873.

Cette luxation sembla le *résultat probable de la situation angulaire* que prenait le membre inférieur gauche dans les effets de progression pénible auquel se livrait le paralytique, jardinier de son état : il était obligé, dans la marche et dans ses travaux professionnels, de ramener le genou gauche en arrière et en dedans du membre inférieur droit, et de prendre appui sur le sol par le côté interne de ce genou : cette position forcée, ces efforts continus, avaient amené la luxation lente et progressive de la rotule en dehors.

Dans la discussion que cette observation souleva à la Société de chirurgie, on mit en question *l'hypothèse d'une paralysie musculaire limitée* consécutive à la lésion vertébrale ; d'une impuissance paralytique localisée au *vaste interne ;* d'une action prépondérante du groupe antagoniste (*vaste externe*) ayant entraîné, en luxation externe, la rotule. On conclut pourtant à la rareté de troubles paralytiques aussi localement circonscrits, et à l'influence prépondérante de l'attitude angulaire du membre inférieur gauche, et de la distension ligamenteuse consécutive, chez le malade de GUERMONPREZ (Discussion entre MM. DESPRÉS, SÉE, MARCHAND et CHAUVEL).

Autres exemples de relâchement ligamenteux par attitudes vicieuses.

Ainsi une *déviation rachidienne accentuée, une déformation thoracique latérale,* peuvent modifier les conditions d'appui et de jeu d'une clavicule sur la facette costo-sternale correspondante : il en résulte la *fatigue exclusive d'un faisceau ligamenteux, son allongement et la luxation.*

Dans le cas de DAVIE, relaté par COOPER, « il s'agissait d'une femme atteinte d'une très forte incurvation rachidienne : l'omoplate fut portée en avant par rotation progressive, la tête claviculaire refoulée en dedans, au point de comprimer douloureusement l'œsophage et d'amener une dysphagie extrême : les faisceaux ligamenteux postérieurs subirent une élongation graduelle : la clavicule se luxa en arrière du sternum ».

CLIPPINGDALE[1] rapporte une observation curieuse, qu'il est intéressant de rapprocher de la précédente :

1. Trans. Clin. Soc. London, 1882-1883, t. XVI, p. 247.

B..., âgé maintenant de soixante-trois ans, a eu, à l'âge de cinq ans, une luxation iliaque de la hanche droite. Cette luxation n'a point été réduite. *Pour compenser cette difformité acquise, et s'adapter à l'obliquité pelvienne*, la colonne vertébrale s'est courbée latéralement; l'épaule droite s'est rejetée en arrière; *la partie antérieure de l'articulation sterno-claviculaire droite, graduellement tiraillée*, s'est progressivement relâchée; la luxation s'est complétée, il y a trois mois, à l'occasion d'un mouvement d'élévation forcée du bras.

Voici enfin trois observations de Lücke, où des déformations rachitiques ont entraîné comme résultats progressifs, des *modifications dans l'équilibre régulier*, des *déviations rachidiennes de compensation*, des *changements dans la statique normale de l'articulation coxo-fémorale et dans les contacts articulaires*, et la *luxation* par distension irrégulière de la capsule.

J'ai vu trois enfants qui à la naissance et dans leurs premières années n'ont présenté aucun signe de déplacement. Bientôt, en même temps que se montraient des déformations rachitiques, le déplacement apparaissait et la marche était pénible. Je constatai du boursouflement épiphysaire au poignet, des nouures aux jambes, *une lordose lombaire accentuée et une courbure antérieure des fémurs très manifeste*. Les trochanters étaient reportés très en arrière, et le déplacement fémoral évident. Les muscles étaient flasques, mais sans atrophie.

Il est probable, observe Lücke, que, par le *développement de la courbure fémorale*, l'équilibre du tronc avait été compromis et n'avait pu être maintenu que par une lordose agissant comme courbure de compensation. Il en résulte la pression exagérée de la tête fémorale en arrière et en haut : les os iliaques étant encore tendres, la cavité cotyloïde s'est élargie en même temps que la capsule se distendait, au point de pression maxima.

Après cette liste de faits concluants et d'exemples démonstratifs, il convient cependant de rappeler que Malgaigne s'est montré sceptique sur le rôle étiologique de l'attitude, dans les déplacements articulaires. « Les *altitudes demeurent innocentes*, selon lui, tant que les *articulations sont saines.* » Il semble admettre comme *condition pathogénique primitive et indispensable* une laxité naturelle des ligaments; et il suppose un enchaînement réciproque « qui accroît la laxité par les attitudes vicieuses, et qui vicie de plus en plus l'attitude, à mesure que la laxité augmente ».

Ici vient se placer, en suite naturelle, une *variété très voisine*. En voici la formule commune : Un membre est maintenu en *position forcée et prolongée*, par exemple, adduction exagérée et continue de la cuisse, flexion accentuée de la jambe; il en résulte une *distention partielle de l'appareil ligamenteux, au point de tension maxima*, c'est-à-dire sur la convexité du coude formée par les segments osseux placés en situation forcée; *d'où relâchement limité* et *luxation* vers le point affaibli de la capsule.

Quelques exemples en montrent la réalité :

En juillet 1883, Kendal Franks a lu à l'Académie de médecine d'Irlande une observation de luxation spontanée de la hanche qui met en saillie cette influence de la position du membre.

Il s'agit d'un enfant de cinq ans retenu au lit depuis le printemps de 1882 : à la suite d'*une arthrite coxo-fémorale gauche*, l'enfant avait pris un décubitus latéral : la *jambe droite s'était fléchie en arrière, la cuisse s'était portée en adduction forcée, au point que le genou droit reposait sur le genou malade*. En août 1883, à l'occasion d'un mouvement dans son lit, on vit saillir une protubérance derrière l'épine illiaque antéro-supérieure, *à droite*. Pas de douleurs. Cette saillie était constituée par le grand trochanter, la tête fémorale droite était sortie de sa cavité de réception, et se trouvait en luxation iliaque. Il n'y avait aucune altération sensible des parties articulaires.

Voici une observation comparable que nous trouvons dans le travail de Dittel :

Enfant de quatorze ans atteint depuis un an et demi *d'arthrite grave du genou;* ce dernier était fortement fléchi, considérablement tuméfié, fluctuant, recouvert d'une peau amincie et rouge. *Comme depuis longtemps le membre malade était reposé sur le membre sain, en position d'adduction forcée,* il s'était fait une *luxation de la hanche de ce côté* et l'on sentait la tête fémorale en arrière du bord postéro-supérieur du sourcil. Avant l'amputation de la cuisse, il fallut réduire la luxation. Cette réduction fut facile et aisément maintenue ; l'amputation eut un résultat opératoire heureux.

Voilà donc deux exemples d'*articulations saines*, luxées *par distension ligamenteuse due à la position forcée.* Rappelons en terminant que dans son étude sur les luxations spontanées, ROSER attribue à l'influence de la *situation en adduction continue*, le rôle étiologique prépondérant pour la production des *luxations congénitales de la hanche.* « Elles semblent dépendre, dit-il, d'une situation anormale du fœtus, d'une position en adduction forcée durant la vie intra-utérine, d'où résulte un allongement considérable de la partie postéro-externe de la capsule, en même temps qu'un aplatissement partiel du sourci! cotyloïdien. »

LUXATIONS PROFESSIONNELLES

A côté des luxations par *attitudes vicieuses*, se rangent les luxations par *habitudes professionnelles.* Il est *certaines fatigues de métier, certaines manœuvres de profession*, qui violentent graduellement et forcent à la longue une articulation spéciale, ou un groupe particulier de faisceaux ligamenteux. Cette violence lente et continue, ces *traumatismes incessants*, disjoignent progressivement les surfaces articulaires, tiraillent, amincissent, et usent les liens fibreux et déboîtent l'article.

Les exemples en sont classiques et les variétés assez nombreuses :

C'est ainsi que la *subluxation acromio-claviculaire* s'observe, et généralement sur les deux épaules à la fois, chez des personnes occupées à des *besognes de force*, contraintes à des efforts actifs ; on constate chez elles, d'après MALGAIGNE, un soulèvement sensible de la clavicule au-dessus du niveau acromial.

Voici un exemple de luxation complète :

Une blanchisseuse de trente ans, occupée à un savonnage énergique, sent une douleur vive dans l'épaule droite ; *deux mois et demi après, l'extrémité claviculaire s'était placée au-dessous et en arrière de l'acromion* dont on reconnaissait la facette articulaire. La réduction fut facile, mais son maintien ne put être obtenu que par un bandage approprié.

Suivant MALGAIGNE, la luxation s'était produite par relâchement ligamenteux progressif : les *violents efforts professionnels* pour battre, savonner, tordre ; la besogne active et la fatigue habituelle de l'articulation acromio-claviculaire droite ; les *tractions musculaires* et les *attitudes forcées* avaient amené chez cette femme la distension lente des ligaments cléido-acromiaux, et permis le déplacement sousacromial de la clavicule.

Il convient de rapprocher de cette variété les luxations sterno-claviculaires assez fréquentes à la suite d'ankylose vraie ou fausse, de luxations non réduites, de l'articulation scapulo-humérale. MALGAIGNE les a mentionnées, et LOTZBECK les a signalées après lui. Dans ces cas, l'articulation scapulohumérale fixe et immobilisée est suppléée dans ses mouvements par l'articulation sterno-claviculaire correspondante ; le *jeu articulaire est ainsi déplacé* ; c'est à cette *articulation de suppléance* que se font tous les mouvements et que se transmettent toutes les fatigues ; comme elle n'a point un appareil ligamenteux disposé pour cette besogne articulaire active, la résistance de ces liens fibreux est rapidement forcée; l'élongation ligamenteuse, et la luxation articulaire en sont les conséquences obligées.

Citons encore d'autres exemples de luxations professionnelles :

Cooper a vu une *danseuse* qui pouvait porter en luxation externe ses deux rotules. Isermeyer a observé dans la clientèle de son père un *saltimbanque* venu en consultation pour une luxation volontaire de la rotule droite en dehors. Un malade avait une *luxation du grand os*, et l'attribuait à l'habitude de boucher à la main un grand nombre de bouteilles. Bégin a décrit, et Dupuytren a observé d'assez nombreux exemples de *luxation radico-carpienne*, par relâchement ligamenteux; c'est toujours le même mécanisme invoqué, les mêmes conditions de fatigues professionnelles : imprimeurs forcés au maniement continu du levier de la presse; apprêteurs de draps obligés à des tractions répétées et violentes. Les ligaments radio-carpiens seraient tiraillés et distendus ; le carpe glisserait en avant des os de l'avant-bras. Une simple traction de la main suffirait pour réduire le déplacement reproductible à volonté par la seule action des muscles fléchisseurs. Il est prudent de ne point accepter sans réserve et de ne point admettre sans preuves nouvelles cette variété clinique[1]. Durant vingt ans, Malgaigne a vainement cherché un cas analogue et une observation comparable, dans les grandes imprimeries parisiennes.

Nélaton cite, et Malgaigne a eu en main la pièce trouvée par Bonnet sur le cadavre d'une vieille femme :

« Le carpe était luxé en avant sans lésions articulaires, sans déformation osseuse, sans vestige de déchirure ou d'éraillure ligamenteuse : la seule distension des liens fibreux avait permis le déplacement. »

1. Voir page 168.

DEUXIÈME VARIÉTÉ

Dans la variété de luxations, jusqu'à présent étudiée, nous avons vu des articulations, *primitivement saines*, se disloquer par relâchement dû à des actions mécaniques continues. Nous abordons maintenant l'étude de la deuxième variété, et nous plaçons en tête de ce groupe les luxations produites dans des articulations, où l'intégrité des parties molles est primitivement compromise, soit par un traumatisme antérieur qui a affaibli l'appareil ligamenteux, soit par une laxité fibreuse essentielle peu définie et peu expliquée.

LUXATIONS PAR RELACHEMENT LIGAMENTEUX
DU A UN TRAUMATISME ANTÉRIEUR

Dans cette catégorie nous rangerons les luxations dont on peut ainsi décrire le *type schématique :* traumatisme articulaire d'*intensité variable*. Il peut y avoir eu tiraillement ligamenteux, distension, tractions forcées, arrachement osseux ou déchirure capsulaire, diastasis et déplacement momentané des surfaces articulaires; l'articulation, ainsi violentée, en a gardé une *faiblesse* et une *instabilité spéciales;* sous l'influence d'exercice forcés, d'actions inopportunes, *elle perd graduellement sa fixité*, et arrive à la *luxation par distension ligamenteuse progressive.* Les mouvements actifs agissent sur cette articulation souffrante, à la manière de véritables *traumatismes chroniques.* Aussi VERNHER avait-il proposé pour cette variété l'appellation très juste de *luxations chroniques.* LOTZBECK a voulu leur appliquer la désignation de *luxation tardives (spätere Luxationen).* Ces deux dénominations traduisent bien l'allure symptomatique lente de ces luxations.

LOTZBECK en a fait l'étude pour la clavicule. Voici ses deux observations :

OBS. I. — Schw..., soldat au 1er régiment des chevau-légers, tombe sur l'épaule en avril 1863. Il ressent une forte douleur à l'extrémité interne de la clavicule, mais continue son exercice. A cette époque, aucune différence de configuration et de position dans l'épaule atteinte. En juillet, douleur à l'extrémité sternale de la clavicule gauche : apparition quelques jours après d'une tumeur, progressivement saillante, et qui n'est autre que la *tête claviculaire luxée en avant.* »

OBS. II. — Le soldat G. A... ressent, en faisant l'exercice de l'échelle, une forte douleur à l'épaule gauche; aucune déformation à ce moment; on diagnostique une entorse. Six mois après il revient à l'hôpital, et présente une tumeur formée par l'*extrémité acromiale luxée en haut,* luxation qu'aucun appareil ne peut réduire et maintenir.

Dans ces deux cas, ainsi que le fait remarquer LOTZBECK l'affection primitive ne s'était accompagnée d'aucun déplacement apparent : elle n'avait laissé qu'une *susceptibilité morbide* de l'articulation contusionnée : les *fatigues du service,* les *mouvements forcés* avaient agi comme un traumatisme continu : d'où la distension, le relâchement et peut-être la destruction partielle des faisceaux ligamenteux, la mobilisation graduelle de l'article et l'expulsion lente de l'extrémité claviculaire.

L'observation de Putegnat semble se rapprocher des faits précédents :

Chez une jeune femme de dix-sept ans qui, dans son enfance, avait fait une chute violente sur les deux mains, on pouvait à volonté produire *la luxation complète en avant des deux clavicules.*

Comme autre exemple remarquable de *luxations tardives*, il est intéressant de rapporter les cas observés par Malgaigne :

X..., âgé de trente-six ans, avait eu à l'âge de huit à neuf ans, l'avant-bras pris dans un engrenage : de là, une *fracture compliquée* qui fut bien guérie après trois mois et demi. Trois ans plus tard on l'avait mis au service de maçons qui lui faisaient porter de lourds fardeaux; peu à peu survint une douleur vers la malléole cubitale qui commença à faire saillie en arrière. Le déplacement fit des progrès, *sans gonflement, sans autre douleur que celle de la malléole,* et même *sans gêne notable des mouvements;* et en dix-huit mois le carpe se trouva complètement luxé en avant du radius.

Voilà donc une articulation malmenée par un traumatisme antérieur, forcée à des mouvements immodérés et arrivant à la luxation lente, par disjonction et relâchement articulaires graduels.

Nous devons à l'obligeance de M. le professeur Dubreuil, le résumé d'un cas qu'il a récemment observé :

Il s'agissait d'un homme d'équipe de chemin de fer, de Toulon, qui était tombé dans la position dite *du grand écart.* Depuis, la progression était pénible, et la démarche irrégulière : les médecins toulonnais l'avaient examiné, avaient discuté le cas et conclu à des diagnostics divers. Après examen attentif, M. Dubreuil constata le fait suivant : « Dans les mouvements de progression, chaque fois que le poids du corps portait sur le membre gauche, le *fémur de ce côté se luxait vers la fosse iliaque,* pour se réduire lorsque l'inclinaison pelvienne se faisait sur le membre opposé. Il y avait une atrophie évidente des muscles fessiers à gauche.

On objectera, peut-être, que le cas est complexe, et que l'observation serait plus justement rattachée à la catégorie des luxations paralytiques. On peut supposer, en effet, qu'il s'agit là de ces amyotrophies réflexes consécutives aux lésions articulaires. Il nous a semblé que, *en l'absence de phénomènes inflammatoires* articulaires, on pouvait plus rationnellement supposer l'influence prépondérante d'une *distension traumatique*, d'une *flaccidité capsulaire partielle*, permettant le déplacement de la tête fémorale.

BIGELOW a observé deux cas de luxation volontaire du fémur, ayant succédé à une luxation traumatique réduite.

MOORE a recueilli l'observation suivante :

John Parker, fusilier, était en train de gravir en tirailleur une colline, quand pour éviter le feu d'un camarade, il fit un saut brusque en arrière. Son pied gauche se prit, et la hanche de ce côté se luxa. La luxation fut réduite, et le blessé continua à s'avancer en combattant. Il mena sa vie active pendant neuf jours et ne rentra à l'hôpital que quinze jours après l'accident. Cet homme pouvait à tout instant se luxer la hanche en appuyant le pied sur le plancher, en contractant ses adducteurs, et en portant en dehors le bassin ; à ce moment la tête abandonne brusquement le cotyle, et se déplace sur le dos de l'ilium.

Des observations analogues ont été communiquées par JOHN FORREST, par HAMILTON, par DEININGER [1].

Nous retrouvons cette *influence à distance*, d'un traumatisme antérieur dans l'observation intéressante de M. PERRIN : il s'agit d'une *luxation volontaire du fémur droit consécutive à une luxation traumatique :*

Jean-Louis, vingt-deux ans, entre le 28 mai 1859 au Val-de-Grâce pour affection fébrile légère : au bout de quelques jours, le malade attiré l'attention sur une infirmité qu'il avait depuis longtemps et qu'on reconnut pour une *luxation fémorale produite à volonté par la contraction musculaire*.

1. *Deutsche militär. ärtz. Zeitsch.*, 1874.

C..., jusqu'à l'âge de dix ans, a joui d'une santé parfaite. A cette époque, dans une chute de·cheval où *sa jambe fut portée violemment en adduction forcée, luxation iliaque du fémur droit*, réduite à grand'peine. Après cet accident, le malade garda le lit un mois et reprit l'*usage progressif du membre*. Un mois après, à l'occasion d'un faux pas, *reproduction de la luxation; réduction facile* mais *maintien impossible.* A ce moment, la luxation se reproduisait avec bruit, et se réduisait par le refoulement, en dedans et en avant, de la région trochantérienne.

On négligea cette difformité : le développement se fit régulièrement et symétriquement.

Le malade peut produire la luxation de deux façons : ou bien, la cuisse droite prend appui sur le sol, et la rotation pelvienne luxe le membre; ou bien le corps repose sur la jambe gauche et la cuisse droite est portée directement dans l'adduction forcée. A mesure que l'effort musculaire qui a produit la luxation s'épuise, les signes de la déformation s'effacent et bientôt la tête rentre sans bruit et sans secousse.

M. PERRIN avait très exactement indiqué le mode pathogénique de cette luxation. « Au moment de l'accident, la capsule est inévitablement déchirée du côté où se produit la luxation; à moins de violence extérieure la partie de la capsule opposée à la rupture reste intacte et dans un certain état de tension. La luxation une fois réduite la capsule tend à se cicatriser aux dépens des tissus environnants; mais ce travail de restauration exige un temps déterminé. Si un *mouvement intempestif* vient présenter trop tôt la tête de l'os au niveau de la brèche, cette sorte de *capsule adventive, trop faible* pour résister dans un moment où déjà toute irritation locale a disparu, où l'activité réparatrice est épuisée, se laissera déprimer pour donner, comme résultat définitif, une *cavité hétérogène*, irrégulière, constituée du côté du squelette par la cavité cotyloïde et une portion de la fosse iliaque, du côté des parties molles par les débris de l'ancienne et vraie capsule et les tissus de nouvelle formation qui la complètent. »

Poussant plus loin l'analyse des symptômes et l'exposé des

conditions anatomo-pathologiques, M. PERRIN avait montré *comment, au début, l'arête osseuse du sourcil cotyloïdien faisait obstacle à la réduction et nécessitait le refoulement trochantérien; comment, à la longue, l'usure osseuse avait rendu le déplacement plus fréquent et la réduction plus aisée; comment la tension des parties ligamenteuses, restées saines, faisait ressort* et permettait la *réduction spontanée* de la tête fémorale, dès que l'effort musculaire cessait.

L'observation de M. PERRIN nous fournit une transition commode entre les *luxations préparées par une violence articulaire antérieure,* et les *luxations volontaires, sans antécédent traumatique.*

Remarquons, à ce propos, que nous n'avons point élargi outre mesure le premier groupe; nous aurions pu l'enrichir de tous les faits de *luxations habituelles,* où l'on voit *une première dislocation ouvrir la série de déplacements articulaires successifs,* et où *l'article prend l'habitude de se luxer pour des traumatismes qui, en temps normal, seraient insuffisants.* Ce ne sont point là des *luxations pathologiques,* dans le sens absolu du mot, ce ne sont que des *récidives permanentes* (Exemples : cas de DUPUYTREN : 1° jeune fille atteinte de luxation bilatérale de la mâchoire, qui, après réduction, rit à gorge déployée et reproduit à l'instant la luxation; 2° étudiant qui se luxa l'humérus plus de cent fois). Ce ne sont que des *luxations traumatiques à répétition* pour lesquelles il faut encore des violences d'une certaine intensité, et qu'on ne peut logiquement rapprocher de ces *déplacements spontanés* qui se produisent au moindre mouvement et par le moindre effort.

LUXATIONS PAR RELACHEMENT LIGAMENTEUX ESSENTIEL

Voici maintenant une catégorie de faits où le relâchement ligamenteux est essentiel, où la laxité articulaire est idiopathique, où toute étiologie traumatique se supprime, où l'on tombe dans les hypothèses de causes prédisposantes peu définies, et d'influence diathésiques discutables.

La *forme simple* et le *degré élémentaire* de cette laxité articulaire sont une *mobilité excessive*, une aptitude naturelle aux contorsions, clowneries, et autres prouesses gymnastiques. Le *degré extrême de cette instabilité articulaire* c'est la *luxation produite à volonté par contraction des muscles.*

Il est des exemples classiques de cette luxation volontaire, dont le siège de prédilection est l'*articulation coxo-fémorale.*

PORTAL raconte qu'étant étudiant il vit à Montpellier un abbé de Saint-Benoît qui se luxait le fémur à volonté.

HUMBERT a rapporté, « sous une forme peu sérieuse » (PERRIN) deux observations de luxations volontaires du fémur.

Un chirurgien de Troyes jouit depuis son enfance de la faculté de se luxer la cuisse en haut et en dehors : il la réduit avec la même facilité, et la rentrée de l'os s'accompagne d'un bruit...

C'est ensuite l'observation, sous forme anecdotique et avec détails plaisants, d'un homme ayant la faculté de se luxer le fémur en haut et en bas.

On trouve, chez le même auteur, le cas suivant :

Une jeune fille avait un relâchement tel de l'appareil ligamenteux qu'à huit ans elle avait une luxation double de la hanche, luxation qui se réduisait d'elle-même et avec bruit quand on suspendait l'enfant par le bras.

Dans une des séances de la Société de chirurgie de Londres, Stanley réunit six cas de luxations par effort musculaire. Coulson en cita un exemple. Jolly dit avoir vu un homme qui pouvait se luxer et réduire ses deux fémurs. Astley Cooper tient du Dr Brundley l'histoire d'une luxation fémorale que le malade, âgé de cinquante ans, pouvait produire à volonté et réduire de même.

Chassaignac présenta à la Société de chirurgie (28 janvier 1853) un saltimbanque dont le système ligamenteux avait acquis, par manœuvres immodérées, un affaiblissement tel, qu'il existait chez cet homme, une double luxation du fémur, et la possibilité de convertir les luxations iliaques en luxations ischiatiques.

Voilà un total de *quinze* faits déjà rassemblés et rappelés par M. Perrin. Nous avons pu y joindre quelques observations nouvelles, ultérieuremeut publiées.

D'abord une observation de Karpinski :

Homme de vingt et un ans : depuis cinq ans, il présente une luxation volontaire de la hanche gauche. La marche se fait régulièrement ; la progression est aisée : mais le malade peut, en portant le poids du corps sur le membre gauche, en y joignant l'élévation du membre droit et la rotation du tronc à gauche, se déplacer le fémur gauche en luxation iliaque : le grand trochanter se porte en arrière de la ligne Roser-Nélaton. Le malade peut réduire sa luxation, sans aucun aide, par un effort musculaire.

Vient ensuite une observation d'Hamilton (de New-York[1]) :

Waren, âgé de trente-quatre ans. Chutes fréquentes dans son enfance ; on découvrit qu'elles étaient dues à la sortie de la tête fémorale hors de

1. *Hosp.-Gaz.*, New-York, 1879 (8 mars).

l'acétabulum : la réduction se faisait aisément. Il entra à huit ans dans une troupe de comédiens ambulants et se fit une réputation d'acrobaties et dislocations. Admirablement musclé il peut à volonté se luxer et se réduire chaque hanche ; les changements de position de la tête fémorale sont si rapides qu'il est impossible de dissocier les mouvements musculaires qui les produisent, et le trajet qui suit la tête. Waren peut produire à volonté d'autres déplacements articulaires : c'est ainsi qu'il peut se luxer l'humérus gauche.

Voilà enfin le cas de JAMES ADAMS[1] :

Homme de vingt-trois ans, bien développé. Il prétend qu'il possède, aux hanches, *une double articulation (double jointed)* et le démontre par une luxation subite de son fémur gauche qu'il réduit aussitôt, et de son fémur droit qu'il replace avec la même aisance. Il n'y a que trois ans qu'il possède ce talent de dislocation : à cette époque, il fut témoin des exercices de la *famille Voke,* et *dans un esai d'imitation malencontreuse,* sa hanche se luxa bruyamment et se replaça sans douleur, Il pouvait également se luxer la *mâchoire inférieure.*

C'est là une observation curieuse. Dans les autres cas, il s'agit de dislocations habituelles produites dès l'enfance, et maintenues par un exercice régulier ; ici, il s'agit d'un homme vigoureux, dont les qualités acrobatiques ne se révèlent que tardivement, et qui peut maintenir longtemps la luxation produite, alors que la règle semble être la fatigue et la réduction immédiate.

La hanche constitue le lieu favori de la luxation volontaire, mais elle n'est point son siège exclusif. On a observé ces dislocations, produites à volonté par action musculaire, au genou, à l'épaule, à l'articulation métacarpo-phalangienne du pouce.

La luxation volontaire du pouce est une des plus fréquentes ; certains enfants font parade de cette dislocation, et tirent vanité de cette faiblesse articulaire. AUBEAU a ob-

1. *Glasgow Med. Chir. Journ.,* t. XVIII, 1882, p. 254.

servé un étudiant en médecine « qui est arrivé à produire à volonté la luxation du pouce et des épaules. Les capsules scapulo-humérales ont subi une élongation telle qu'il lui suffit de relâcher les muscles de l'épaule pour que le membre supérieur s'abaisse sous l'influence de la pesanteur. Dans ce mouvement la tête humérale vient se placer dans le creux axillaire; il se produit une luxation sous-glénoïdienne ».

Nous avons rapporté plus haut les deux cas de luxation volontaire de la rotule observés par COOPER et ISERMEYER, chez des saltimbanques de profession.

C'est là une série de faits qu'on peut rapprocher en une histoire commune et qui relèvent d'une explication pathogénique semblable. Il faut bien admettre, en ces cas, une laxité ligamenteuse naturelle; une perte de la ténacité fibreuse (*tenax fibrositas* de Vesale); des modifications, *peu définies*, d'élasticité, de densité, de résistance, de l'appareil ligamenteux.

Veut-on pénétrer plus avant les causes de cette flaccidité articulaire? On s'aventure alors en des hypothèses étiologiques encore à démontrer. AUBEAU, qui a donné une excellente étude de la laxité polyarticulaire, a voulu établir une relation pathogénique immédiate entre le relâchement ligamenteux et certaines dystrophies constitutionnelles : *scrofule* et *lymphatisme*. Il a rappelé l'observation hippocratique sur *certaines constitutions à tissus lâches et peu résistants*, prédisposées aux luxations; il a cité l'opinion de FOLLIN et DUPLAY sur la prédisposition à l'entorse que crée la *constitution lymphatique et scrofuleuse*, en amenant le *relâchement des ligaments et des muscles;* il a invoqué le témoignage de BOUVIER et BOULAND sur la fréquence de la scoliose, chez les enfants lymphatiques. Quant au mécanisme pathogénique intime, il est obscur et discutable : dira-t-on que la nutrition lente qui se traduit, en expression générale, *par la torpeur*

et la nonchalance, se manifeste, en expression locale articulaire, par l'*atonie ligamenteuse* et la laxité exagérée ; acceptera-t-on que, dans la maladie scrofuleuse et lymphatique,
l'exubérance des sucs organiques imbibe, amollit et relâche
l'appareil ligamenteux ? On peut accumuler les hypothèses ;
on peut les reproduire à l'occasion de l'influence discutable
de l'*arthritisme*, bien qu'il soit évident ici que des poussées
rhumatismales, à épanchement abondant, puissent altérer
les tissus fibreux baignés par le liquide, les infiltrer, les distendre, et laisser après elles une relaxation ligamenteuse
incurable. Retenons seulement en conclusion pratique qu'*il
est des relations cliniquement démontrées*, mais *anatomo-
pathologiquement indéfinies*, entre la laxité de l'appareil
ligamenteux et certains états généraux : lymphatisme, scrofule et arthritisme.

En résumé, dans ces espèces multiples jusqu'à présent
étudiées, c'est le relâchement ligamenteux qui est la condition pathogénique commune de la dislocation articulaire,
soit qu'il s'agisse d'une élongation progressive et mécanique,
soit qu'il faille admettre une laxité fibreuse essentielle.

Et ces deux groupes étiologiques relèvent d'une physiologie pathologique distincte. Dans le premier ce sont des
actions mécaniques continues qui tendent à forcer lentement
la résistance des liens fibreux.

Or, les ligaments articulaires sont *peu extensibles :* l'histo-
logie les montre formés de tissu fibreux rigide ; l'expérience
(Guéniot, Hibon, Haranger) enseigne que « l'on peut produire
sur le cadavre des subluxations, sans arrachement ni déchirure des ligaments ; ceux-ci éprouvant une certaine distension à la suite de laquelle ils restent relâchés. Mais cette distension des ligaments n'est qu'un phénomène secondaire.
Dans toutes les expériences, en effet, il y a eu décollement
épiphysaire ; le périoste a été rompu dans quelques cas ».

L'élongation brusque des ligaments, même chez le nouveau-né semble donc peu admissible; les *tissus fibreux inextensibles n'ont qu'un moyen de s'étendre;* c'est, ainsi que le dit ROBIN, « par une *augmentation du nombre de leurs éléments,* amenant le développement réel du tissu, l'accroissement de son étendue ». *Toute élongation ligamenteuse suppose donc une prolifération de ses fibres :* l'irritation traumatique continue aboutit à une suractivité nutritive; la distension de l'appareil ligamenteux n'est plus le résultat, mécaniquement explicable, d'une *élongation passive,* mais la conséquence d'une *réaction productive,* d'une *prolifération active,* du tissu fibreux.

Il est intéressant de rappeler, à ce moment, qu'un *travail inflammatoire de voisinage peut exciter la suractivité nutritive* des ligaments qui s'élongent et s'accroissent par *prolifération tissulaire.* C'est ce qu'avait bien indiqué MALGAIGNE : « Dans le relâchement des symphises du bassin, il semble que les ligaments aient pris part à la surexcitation des organes voisins. Un travail morbide opéré au voisinage d'autres articulations détermine fréquemment un relâchement analogue. » Et il explique par cette propagation du processus inflammatoire certaines formes de relâchement ligamenteux : *déviations du gros orteil* consécutives à *l'allongement actif* du ligament latéral interne, sous un *durillon enflammé*[1]; *déplacement des phalangettes* par laxité des ligaments amollis, *sous des ampoules irritées; déplacements articulaires* dus au *rachitisme* et au *rhumatisme noueux,* et expliqués par *inflammation propagée des extrémités osseuses* aux *liens articulaires.* C'est cette même pathogénie, trop exclusive, qu'a adoptée ROSER. Pour cet auteur, les luxations de relâchement qu'on peut observer à la suite d'une ostéite aiguë des

1. Voir page 130.

pièces articulaires reconnaissent comme cause vraisemblable « l'allongement hypertrophique des liens articulaires, par propagation du travail morbide de l'hypernutrition de l'os malade à l'appareil ligamenteux ». — Mais dans le cas de laxité essentielle, la provocation traumatique ou l'inflammation de voisinage font défaut. Il faut donc admettre en ces cas, la spontanéité morbide et la lésion primitive de l'appareil ligamenteux. C'est que, en effet, les ligaments ne sont pas des tissus à vitalité éteinte ; ils sont largement irrigués et richement innervés, ainsi que l'a démontré SAPPEY. BICHAT, déjà, avait admis que les tissus fibreux étaient susceptibles de s'enflammer ; FLOURENS, PAPENHEIM et BOURGERY avaient signalé la présence d'éléments nerveux ; c'est en se basant sur l'inflammation des ligaments que MARTIN et COLLINEAU avaient édifié la doctrine de la coxalgie capsulaire. Il faut donc voir dans les ligaments, non des éléments inertes, inaptes à toute inflammation primitive, mais des tissus vasculaires et sensibles, sièges d'échanges organiques actifs, qui peuvent réagir d'eux-mêmes et s'enflammer pour leur propre compte ; c'est dans ces altérations primitives, dans cette réaction spontanée des liens articulaires qu'il faut chercher la raison anatomo-pathologique de la laxité ligamenteuse essentielle.

LUXATIONS PAR RELACHEMENT MUSCULAIRE

A côté des luxations par relâchement ligamenteux traumatique ou essentiel se placent les luxations par affaiblissement musculaire.

Les muscles péri-articulaires ne sont, en effet, que des ligaments actifs. Comme l'a dit J.-L. PETIT, « les ligaments

des jointures servent, avec les muscles, à maintenir les os
articulés, et ils se succèdent dans cet office comme pour se
délasser. » Boyer admet que « les muscles qui entourent
une articulation sont en même temps le moyen d'union le
plus puissant des pièces qui la composent ».

En formule anatomique générale, chaque capsule ligamenteuse est doublée d'une capsule contractile qui l'engaine
et la renforce : d'où les dénominations de muscles articulaires (*Gelenk-Muskeln*, de Martin); de muscles capsulaires
(professeur Benoit); de muscles tenseurs de l'article (*Gelenk-
Spänner*, de Lücke).

Cette gaine contractile péri-articulaire doit être étudiée à
l'état de repos et à l'état de mouvement.

Dans l'état de repos, les antagonistes agissent par leur
tonicité pour coapter les surfaces articulaires : « La tonicité
seule, dit Terrillon [1], agit quand le muscle est au repos, elle
suffit pour maintenir les surfaces articulaires en contact;
quand cette tonicité vient à être détruite, les ligaments et
les capsules ne peuvent seuls produire ce contact. »

Ainsi, une articulation, à l'état de repos, est maintenue
et sollicitée par ce travail continu et cette tension active des
masses péri-articulaires : le tonus musculaire rapproche et
met en contiguité permanente les surfaces articulées; il est
le meilleur auxiliaire, dans cette besogne de coaptation articulaire, de l'influence de la pression atmosphérique : cette
dernière une fois vaincue, la résistance musculaire une fois
supprimée, les liens ligamenteux sont vite impuissants,
même dans les articulations à ligaments serrés.

Dans l'état de mouvement, outre la coaptation des pièces
osseuses, il faut encore que les muscles maintiennent l'équi-

---

1. O. Terrillon, *Du Rôle de l'action musculaire dans les luxations traumatiques*, Th. de concours. Paris, 1875.

libre articulaire. Un mouvement, quel qu'il soit, nécessite l'action simultanée et harmonique des muscles, coopérant à un même résultat et associés pour une même contraction; il exige l'action combinée des muscles qui doivent produire cet effet mécanique, et des antagonistes qui limitent le mouvement, et sont comme des ressorts graduant l'effet total. Que cette synergie d'action soit rompue; que l'un de ces facteurs vienne à manquer, et l'équilibre articulaire est compromis. Dès qu'il est fait une tentative de mouvement, dans lequel le muscle parétique est l'antagoniste d'un muscle sain, celui-ci l'emporte; la tête osseuse obéit à cette propulsion incoordonnée, vient buter, en un point constant, contre l'arête osseuse de la cavité articulaire qu'elle use, contre la capsule fibreuse qu'elle distend, jusqu'à ce que l'article se disjoigne.

Il faut en effet établir une distinction importante : ou bien les troubles paralytiques atteignent également la totalité des muscles péri-articulaires, et, alors, l'appareil ligamenteux devient impuissant à maintenir le contact des surfaces articulées : il faiblit, s'élonge, permet la diastase et la disjonction de l'article. « Totale, la paralysie, dit Bouvier[1], livre les articulations aux impulsions extérieures, relâche les connexions articulaires, ce qui diminue leur solidité et augmente la mobilité des os. Ceux-ci mal fixés par les seuls ligaments, cèdent alors fréquemment à des influences physiques, telles que celle de la pesanteur, et il peut en résulter, soit le diastasis, soit une inclination vicieuse, ou même une luxation. »

Ou bien, au contraire, les amyotrophies et les paralysies se distribuent à des groupes musculaires spéciaux, se localisent à certains muscles d'un même système péri-articulaire et, dans ce cas, l'équilibre régulier de l'articulation est

---

1. Bouvier, Art. Articulations, in *Dict. Encycl.*, t. VI, p. 399.

rompu, comme nous l'avons vu; les muscles sains, dont l'action n'est plus réglée et limitée par aucune puissance antagoniste, déplacent en leur sens le levier osseux, et préparent, comme nous l'avons indiqué, la dislocation articulaire.

Étudions maintenant quelles causes peuvent compromettre l'activité fonctionnelle de l'appareil musculaire péri-articulaire, et produire le déplacement des pièces osseuses.

Les affections protopathiques des muscles (lésions traumatiques, inflammation, hypertrophie vraie, néoplasmes) ne sont jamais des facteurs suffisants pour amener la disjonction d'un article : mais à ce groupe se rattachent des amyotrophies idiopathiques, qui évoluent sans participation aucune du système nerveux, qui constituent une affection primitive du système musculaire. C'est pour ces formes cliniques que MM. Landouzy et Déjerine proposent la dénomination heureuse d'*atrophies myopathiques;* elles ont comme type nettement défini la paralysie pseudo-hypertrophique classique; comme espèces encore mal limitées : l'atrophie musculaire progressive de l'enfance, avec ses types multiples [type facio-scapulo-huméral (Landouzy et Déjerine); type fémoro-tibial (Eichorst)], et certaines myopathies pseudo-hypertrophiques, dont les formes encore indécises ont été surtout étudiées à l'étranger.

Si nous rappelons ces myopathies atrophiques primitives, c'est qu'elles ont comme caractère clinique de frapper les muscles d'une façon individuelle ; dans la sphère de distribution d'un même nerf on trouve des muscles absolument détruits, au milieu d'autres absolument sains. « On n'observe pas, dans la myopathie atrophique, cette diffusion de l'atrophie si caractéristique dans l'atrophie musculaire d'origine spinale. Les muscles se prenant par eux-mêmes et pour eux-mêmes, lorsque l'un d'eux est atteint il l'est dans sa to-

talité » (Landouzy et Déjerine). Ce sont là des types cliniques
encore à l'étude : mais ne peut-on pas supposer que la con-
naissance exacte de ces myopathies atrophiques expliquera
la distribution irrégulière et la localisation exclusive de
l'atrophie à un même muscle, ou à un même groupe musculaire, ce qui est la condition pathogénique importante de
la luxation myopathique ?

Parmi les affections deutéropathiques des muscles, les
maladies générales, les cachexies, les intoxications peuvent
amener l'émaciation totale des masses péri-articulaires, leur
atrophie, leur paralysie, et la dislocation de l'article,
comme nous en citerons des exemples. Mais la classe la plus
intéressante de ces myopathies secondaires, celle qui fournit
les cas les plus nombreux de luxation, est sous la dépendance
des affections du système nerveux : parésies ou paralysies,
contracture, atrophie ; voilà autant de troubles d'origine
neuropathique qui peuvent intéresser, le plus souvent partiellement, les muscles articulaires et compromettre la fixité
de la jointure. Et la part étiologique prépondérante en ces
troubles myopathiques, revient presque exclusivement à
l'atrophie musculaire progressive et à la paralysie infantile.
Dans l'une, ce sont les amyotrophies disséminées et les dégé-
nérescences musculaires à distribution irrégulière ; dans la
paralysie infantile, ce sont les localisations définitives à des
groupes musculaires presque constants et les atrophies tardives des muscles paralysés, qui rendent la contraction des
groupes péri-articulaires dissociée et incohérente, qui permettent l'action prédominante des antagonistes sains, qui
modifient gravement les conditions de statique articulaire
normale et de pression régulière des surfaces, et qui provoquent la luxation.

Ces données générales une fois établies, abordons, pour
chaque articulation en particulier, l'étude de ces luxations

myopathiques, car, à côté de ces conditions pathologiques communes, il est, pour chaque jointure, des dispositions anatomiques originales, un groupement spécial des muscles articulaires, des détails particuliers d'insertion, de direction, de susceptibilité morbide, qui ne permettent point d'appliquer à toutes les articulations un tableau descriptif commun et des lois pathogéniques identiques.

Commençons par l'étude de ces luxations myopathiques dans l'articulation coxo-fémorale.

Ici, le ligament capsulaire, renforcé en avant par le trousseau fibreux de BERTIN, est aminci en arrière, où il ne prend insertion sur le col que par un faisceau semi-annulaire n'adhérant à l'os que par la synoviale. La capsule est doublée par un manchon musculaire complet : en arrière, c'est le groupe pelvi-trochantérien qui sangle et soutient le ligament capsulaire ; en avant c'est la masse musculaire du psoas iliaque, du pectiné et des trois adducteurs qui bride la tête fémorale. Ce sont là deux puissances contractiles antagonistes ; deux ressorts musculaires dont l'action doit s'équilibrer et se balancer.

Si cette masse musculaire péri-articulaire est atteinte en sa totalité, les connexions articulaires se relâchent, mais la tête fémorale n'est point sollicitée à se déplacer.

« Si, au contraire, les troubles myopathiques sont partiels et localisés à un groupe, les antagonistes, sans contre-poids, détruisent à leur profit l'équilibre établi dans l'articulation par la lutte de forces contraires (RECLUS) » d'où, tendance au déplacement articulaire.

Ces luxations myopathiques (FRIEDBERG), paralytiques (VERNEUIL) n'ont été dégagées du groupe des luxations congénitales que par les travaux de M. le professeur VERNEUIL et de M. RECLUS. Nous avons déjà discuté ce point de critique nosographique, nous avons vu qu'on ne pouvait en nosologie correcte, appeler congénitales des luxations tardives, produites après plusieurs années d'intégrité fonctionnelle de l'article. Pour M. VERNEUIL, de pareils déplacements « ne seraient que la dernière étape, la conséquence extrême de la paralysie atrophique de l'enfance, paralysie partielle portant sur le groupe des muscles pelvi-trochantériens et s'y traduisant par des caractères distincts et des déformations spéciales. » On aurait là affaire (qu'on nous accorde le mot) à une *hanche-bote* paralytique.

Sans doute, cette rectification nosographique et cette atteinte au groupe classique des luxations congénitales ont soulevé bien des objections. L'existence de ces luxations paralytiques fut fortement discutée en France devant la Société de chirurgie. « En Allemagne, dit Lücke, la plupart des chirurgiens lui sont opposés, et KRONLEIN, en particulier, rejette la théorie française. » M. DE SAINT-GERMAIN, dont on sait la compétence en pathologie articulaire, n'a jamais observé de luxations paralytiques.

Et cependant les observations de VERNEUIL, de DALLY et de RECLUS sont concluantes. LÜCKE leur apporte son appui : « La prétendue luxation congénitale, dit-il, n'est pas dans tous les cas, une conséquence d'affections intra-utérines. J'ai, comme VERNEUIL, observé un nombre assez considérable de faits où les symptômes n'ont apparu qu'à l'âge de trois, quatre, et même cinq ans, et lorsque les enfants avaient déjà commencé à marcher régulièrement. »

Enfin le professeur ROSER (de Marbürg) est venu récemment au Congrès de Strasbourg enrichir d'observations nouvelles ce groupe des luxations paralytiques de la hanche.

Dans le type classique des luxations paralytiques (VERNEUIL, RECLUS), l'appareil musculaire péri-articulaire n'est que partiellement compromis : d'où rupture de l'équilibre musculaire.

Avant d'aborder leur étude, voici un groupe de faits où les troubles paralytiques n'ont point ce caractère de localisation et de dissociation : ce sont des myopathies diffuses, sans distribution plus spécialement localisée, ayant entraîné cependant la dislocation de l'article.

Dans une observation de LONGFIELD[1], c'est l'émaciation extrême des masses musculaires qui causa le déplacement articulaire :

Un soldat de marine fut pris d'une maladie du foie et envoyé dans sa famille dans un état d'émaciation et de débilité très prononcé. Il avait la jambe droite raccourcie de trois pouces ; et après un examen attentif, Longfield trouva la tête du fémur luxée directement en haut où l'on sentait distinctement sa saillie. Le patient ne savait à quoi rap-. porter ce déplacement n'ayant jamais éprouvé aucune douleur dans cette région. Au bout de six semaines un bon régime avait rétabli la santé générale. On le mit alors à l'usage du quinquina, et un mois plus tard, la luxation se trouve réduite d'elle-même.

Stanley a rapporté le cas suivant :

Homme de quarante-huit ans, hémiplégique depuis huit années. Comme il faisait usage de béquilles on s'aperçut deux ans avant sa mort que les membres inférieurs étaient allongés : et dans la rotation de la cuisse, on sentait si facilement la tête et le col du fémur qu'on présuma une luxation. L'autopsie montra la capsule et le ligament rond tellement allongés que la tête était descendue au-dessous de la cavité cotyloïde.

Dans cette observation, les soutiens musculaires une fois perdus, on voit la pesanteur du membre inférieur vaincre l'action de la pression atmosphérique (12 kilogrammes suivant les frères WEBER), élonger progressivement la capsule et amener la luxation graduelle.

A ce sujet, il est intéressant de se demander quelle est la part individuelle que prennent, dans la coaption articulaire ces divers éléments : ligament capsulaire ; muscle et pression atmosphérique.

1. LONGFIELD, *The Edimb. Med and Surg. Journal*, 1810, t. VI, p. 436.

Morosoff [1] a établi que pour la hanche :

1° La capsule et les parties molles étant sectionnées, il faut un poids de 60 livres pour obtenir le diastasis articulaire (Valeur de la pression atmosphérique, différant de celle indiquée par les frères Weber) ;

2° Le fond de la cavité cotyloïde étant perforé, les muscles étant sectionnés, la capsule et le ligament de Bertin étant seuls conservés, un poids de 20 livres produit un diastasis d'un demi-millimètre, un poids de 40 livres d'un millimètre.

Il en faut conclure l'importance de la force coaptante de la pression articulaire, la résistance notable du ligament capsulaire ; c'est là la raison de la rareté des luxations dans les troubles paralytiques intéressant la totalité du système musculaire péri-articulaire.

Dans les deux dernières observations de M. Reclus la paralysie infantile avait déterminé l'atrophie de tous les muscles de la cuisse et de la hanche ; l'articulation coxofémorale relâchée jouissait d'une mobilité exagérée, mais il n'y avait pas de luxation. C'est que la paralysie avait été générale : pelvi-trochantériens, fessiers et adducteurs étaient également atrophiés.

Roser [2] a vu une luxation spontanée iliaque, après une paralysie totale des muscles de la hanche, le membre inférieur ballant et flottant comme un levier oscillant. Mais il invoque, en ce cas, comme condition auxiliaire, indispensable, un épanchement de sérosité intra-articulaire.

Dans les luxations paralytiques proprement dites, les conditions changent : au lieu d'une impuissance égale et symétrique des groupes antagonistes péri-articulaires, ce sont des troubles paralytiques limités à l'un d'eux. Et, comme nous trouvons ici deux attelles musculaires opposées (pelvi-

1. Morosoff, *Dissertation inaugurale de* Charkow.
2. Roser, *Die Lehre der spontan. Luxationen des Oberschenkels.*

trochantériens et fessiers d'une part ; muscles du groupe antéro-interne de l'autre), il s'ensuit qu'on peut rencontrer deux types cliniques principaux. La paralysie des fessiers et pelvi-trochantériens, avec intégrité fonctionnelle et contraction tonique des adducteurs et des psoas, produit la luxation iliaque ; les troubles paralytiques des adducteurs et des psoas, avec persistance de l'énergie contractile des pelvi-trochantériens et des fessiers, aboutit à la luxation sous-pubienne.

C'est là de la mécanique articulaire très simple, que la physiologie explique et que les exemples cliniques viennent confirmer.

LUXATIONS ILIAQUES PARALYTIQUES

Observations de M. le professeur VERNEUIL :

OBS. I. — Garçon de huit ans, claudication du membre gauche depuis deux ou trois ans. Pas de raccourcissement : mouvements très étendus, sans douleurs ni contracture.

Aplatissement et amaigrissement des parties molles de la hanche gauche ; saillie très prononcée du grand trochanter, exagérée par un léger degré d'adduction et de rotation en dedans. Atrophie des fessiers, d'où faiblesse du membre, défaut de solidité de l'articulation, et chutes fréquentes. Relâchement de la capsule. Lorsque, le sujet étant couché sur la cuisse saine, M. le professeur Verneuil portait la cuisse malade dans la flexion forcée avec adduction et rotation en dedans, et la poussait en arrière, il faisait saillir le grand trochanter et la tête fémorale qu'on sentait sans difficulté à travers la peau et la couche amincie des fessiers.

OBS. II. — Enfant de quinze ans, ayant marché tardivement. Claudication du côté gauche, et chutes fréquentes. Pas de coxalgie : atrophie de tout le membre, qui est plus court et ne touche le sol que par l'abaissement du bassin. Amaigrissement surtout à la hanche et à la fesse. Grand trochanter saillant ; si la cuisse gauche est mise en flexion, adduction et rotation en dedans, la tête fémorale bombe sous les parties molles amincies ; si l'on pousse le fémur en arrière, la tête sort de la cavité cotyloïde, si l'on ramène le bassin dans la rectitude la déformation disparaît.

Ainsi que le fait remarquer M. le professeur VERNEUIL, il n'y avait point, en ce cas, luxation véritable, c'est-à-dire déplacement permanent du fémur. La sangle pelvi-trochantérienne ne doublant plus efficacement la lame postérieure de la capsule, la tête fémorale devenait mobile et déplaçable vers ce point affaibli ; il y avait là instabilité articulaire, mais non perte de contact des surfaces articulées.

En d'autres cas, on observe la dislocation iliaque complète de la jointure. M. VERNEUIL en a présenté des exemples ; M. DALLY en a publié des cas.

En voici deux observations, empruntées au remarquable travail de M. P. RECLUS :

Dans le premier de nos cas, il s'agit d'un enfant qui atteint sans encombre l'âge de sept ans. Jusque-là il a toujours marché droit ; jamais le moindre indice de luxation ne s'est révélé. C'est alors que surviennent une fièvre vive et une paralysie, qui d'abord généralisée, se localise bientôt dans les fessiers et dans les pelvi-trochantériens ; les autres groupes musculaires, et en particulier les adducteurs de la cuisse récupèrent leur activité fonctionnelle ; cette atrophie des fessiers, cette intégrité des adducteurs a, comme conséquence, une luxation iliaque gauche des mieux caractérisées.

Dans notre deuxième cas, c'est à six mois qu'éclate la paralysie infantile ; les accidents provoqués diffèrent dans chacun des membres inférieurs. Nous ne dirons rien du côté gauche où il n'y a pas eu de luxation ; mais, à droite, nous constatons comme dans notre première observation la persistance des adducteurs qui conservent toute leur énergie, tandis que les muscles de la hanche sont atrophiés. Ici encore, la tête fémorale est déplacée ; la luxation est des plus nettes.

Dans ce même groupe clinique de luxations iliaques paralytiques, se rangent les faits communiqués par ROSER, au Congrès de Strasbourg (1885) :

« Dans trois observations, c'est la colonne vertébrale cyphotique qui avait produit par compression une paralysie complète. Dans le cours de cette paralysie, un des malades, qui marchait encore à l'aide de béquilles, se luxa la cuisse en lançant ses jambes en avant à la manière des tabétiques: chez les deux autres la luxation survint au lit, sans cause appréciable. »

M. le professeur Roser, qui a bien voulu nous envoyer quelques détails cliniques sur ces observations, les rapproche des cas déjà cités de Lücke ; mais, dans les observations de ce dernier, il s'agit de courbures rachidiennes de compensation, chez des sujets à membres noués par le rachitisme ; et la dislocation était, en ces cas, le résultat des modifications dans les contacts articulaires, de la pression anormale de la tête fémorale en haut et en arrière, de la distension capulaire au point comprimé.

Il se peut que cette influence mécanique soit une condition auxiliaire de la luxation dans les cas de Roser.

Mais M. le professeur Roser fait avec raison jouer le rôle principal à l'impuissance fonctionnelle des masses pelvi-trochantériennes ; et surtout à la contracture du groupe antéro-interne.

Voici le résumé qu'il a bien voulu nous envoyer :

« Les contractions réflexes qu'on observe chez beaucoup de cyphotiques (*kyphose-patienten*), à la suite de la compression de la région antérieure de la moelle, semblent amener fréquemment la luxation spontanée de la cuisse. J'observe en ce moment le troisième cas de luxation spontanée coxo-fémorale, où je ne trouve d'autre cause que des mouvements réflexes incessants de flexion et d'adduction, et la contracture dans cette situation. Dans ce troisième cas, la luxation spontanée iliaque s'était faite lentement, sans douleurs, sans gonflement de l'article, sans aucun signe de coxitis. »

Ces cas se distinguent de l'artropathie tabétique de CHAR-
COT, en ce qu'ils ne présentent aucune usure notable des
parties articulaires.

M. ROSER ajoute qu'il n'a point reçu jusqu'à présent communication de cas analogues de ses collègues allemands ; et
qu'une dissertation de son élève, le Dr LANGE, va paraître
sur ce sujet.

Voici maintenant le type clinique inverse : luxation
pubienne, par impuissance du groupe musculaire antéro-
interne, et maintien de l'activité contractile des fessiers et
pelvi-trochantériens.

Cas de BRADFORD [1].

Fille de dix-huit mois ; la cuisse droite est fléchie et portée en abduction, à angle droit. Peu ou point de mouvements actifs de la cuisse,
excepté par l'action des muscles fessiers. Les adducteurs de la cuisse
sont flasques : les fessiers et le tenseur *vaginæ femoris* sont intacts.

Dans l'aine, sur la branche pubienne, à égale distance de la symphise
et de l'épine iliaque antéro-supérieure on sent une masse arrondie :
c'est la tête fémorale que la rotation de la cuisse fait saillir et qui se
meut dans une fausse articulation, où elle jouit d'une certaine liberté.

L'enfant était incapable de se tenir debout ; elle pouvait progresser
sur ses fesses, en se soulevant de ses deux mains comme moyen de
propulsion. La réduction fut obtenue et maintenue : mais le membre
demeura impotent.

Dans la troisième observation de M. RECLUS, « la paralysie
infantile provoqua la paralysie des adducteurs et du psoas,
sans altération des fessiers et des pelvi-trochantériens. Il y
eut aussi luxation, mais luxation sus-pubienne ».

Comme l'explique très clairement M. RECLUS, ici, « les
adducteurs et les psoas sont paralysés, les fessiers et les
pelvi-trochantériens sans contre-poids exercent leur tonicité

1. *Boston Med and Surg. Journal*, t. CVIII, n° 4, p. 73.

dont l'action a pour effet d'élever la tête fémorale, et par un mouvement de rotation de la porter en avant : elle vient donc heurter la capsule qui n'est plus suffisamment soutenue depuis l'atrophie du psoas : le ligament de Bertin a bien pu résister quelque temps, mais il a cédé à la longue, et c'est ainsi que s'est formée la luxation sus-pubienne ».

Donc, la paralysie infantile peut se localiser à l'un ou l'autre de ces deux systèmes musculaires antagonistes, et déterminer des déplacements tardifs qu'il faut distraire des luxations congénitales. Dira-t-on que cette période d'intégrité fonctionnelle de l'article n'est qu'une période d'inobservation?

Voici un fait de VERNEUIL, qui répond à cette objection :

Une cliente de Bazin, atteinte elle-même d'une luxation congénitale double des fémurs, fit visiter de mois en mois son premier enfant, dont les articulations demeurèrent saines. Elle eut une deuxième fille, plus chétive; l'examen mensuel demeura négatif pendant quinze mois; à cette époque, et aux premiers essais de marche, il y eut de la faiblesse du membre, de la claudication, et enfin de la luxation.

Ce qui semble inexplicable, c'est l'affinité des troubles paralytiques ou amyotrophiques pour tel ou tel groupe musculaire. « Comment se fait-il, ainsi que le dit JACCOUD, que toute la sphère musculaire d'un même nerf ne soit pas toujours atteinte en même temps? » Mais, outre qu'à la hanche les deux masses antagonistes sont desservies par deux troncs différents (obturateur et sciatique) on commence à pénétrer les conditions anatomiques de cette distribution disséminée des désordres (Travaux de FERRIER et YÉO, de FORGUE, de TÉRÉ). On sait que chaque tronc nerveux étend ses branches d'origine à des segments médullaires multiples, à des noyaux moteurs superposés; que chaque muscle ou groupe musculaire « familial », pour employer le terme de

Landouzy, a son contre-médullaire propre qui peut être isolément intéressé. Il y a donc dans l'axe gris antérieur une série de groupes cellulaires qui constituent autant de centres moteurs ; quand l'atrophie scléreuse atteint un de ces systèmes cellulaires, soit d'une façon aiguë (paralysie atrophique de l'enfance), soit d'une façon chronique (atrophie musculaire progressive) *elle supprime le muscle ou le groupe musculaire correspondant.*

Ainsi, pour les muscles coxo-fémoraux il est établi que le groupe antéro-interne a ses noyaux médullaires à l'étage supérieur du renflement lombaire ; que les centres musculaires des fessiers et pelvi-trochantériens sont inférieurement situés : on comprend donc qu'une lésion spéciale puisse les atteindre isolément (Forgue).

LUXATIONS MYOPATHIQUES DE L'ÉPAULE

Dans l'articulation scapulo-humérale, les muscles périarticulaires sont groupés en un cône, à base scapulaire, à sommet tronqué huméral : leurs tendons, disposés en lames larges et aplaties (tendon du sous-scapulaire large de 5 centimètres ; tendons réunis du sous-épineux et du petit-rond, de même largeur ; tendon du sus-épineux large de 2 centimètres), embrassent la tête humérale dans ses trois quarts supérieurs et doublent le ligament capsulaire, si lâche qu'il permet un écartement de deux centimètres entre les surfaces articulaires, si mince qu'il ne fait pour ainsi dire que relier les tendons péri-articulaires entre eux. Qu'on ajoute à ces muscles articulaires le tendon de la longue portion du biceps qui est un véritable ligament supérieur ; le demi-cône deltoïdien qui coiffe et consolide l'article, on comprendra l'importance de ces muscles associés en ligaments actifs.

Et cependant l'histoire clinique des luxations paralytiques de l'épaule est bien pauvre en observations précises. C'est que, si l'articulation scapulo-humérale est l'analogue anatomique de l'article coxo-fémoral, les conditions de fonction mécanique y sont différentes. Elle n'a point à supporter le poids du corps : quand ses soutiens musculaires viennent à manquer, c'est le poids du membre supérieur seul qui s'exerce sur le ligament capulaire, qui l'emporte sur la pression atmosphérique, qui disjoint l'article et abaisse la tête humérale au-dessous du rebord axillaire de la surface glénoïdienne. Nous savons qu'en ce point, la capsule n'a point de renforcement musculaire. C'est là le type le plus fréquent des luxations myopathiques de l'épaule ; en effet, le deltoïde, véritable muscle suspenseur de l'humérus, partage, ainsi que le dit LÜCKE « avec le muscle quatriceps femoris, la propriété commune à tous les muscles extenseurs, d'être un muscle très fragile (*ein sehr hinfalliger Muskel*) ».

Il est le plus fréquemment atteint par les troubles amyotrophiques ou paralytiques : sa suppression entraîne la chute de la tête humérale, vers le bord axillaire ; c'est cette subluxation inférieure qu'on voit chez les hémiplégiques, et à laquelle HITZIG, comme nous le discuterons plus tard, avait fait jouer le rôle principal dans la production de l'arthrite post-hémiplégique ; c'est cette « luxation humérale qu'on peut observer dans la paralysie infantile, sous l'influence de l'allongement des ligaments produit par le poids du membre » (LEYDEN).

Toutefois, un déplacement complet, une luxation sousglénoïdienne vraie, sont un résultat clinique rare, dans les myopathies scapulo-humérales : il est commun de voir les masses musculaires péri-articulaires profondément atrophiées, la saillie deltoïdienne effacée complètement, les fosses épineuses creusées et vides, comme dans ces faits de myopathie atrophique que représentent MM. Landouzy et Déjerine. Cependant en ce cas on n'observe pas de dislocation articulaire : le bras est ballant, flasque, mais en rapports articulaires réguliers.

C'est que, dans leurs mouvements, le fémur et l'humérus diffèrent essentiellement. « Le premier se meut sur un point fixe ; le second, au contraire, s'appuie sur un os qui est lui-même mobile et suspendu à un levier horizontal plus mobile encore » (Sappey). — Cet enchaînement de pièces mobiles, ces mouvements secondaires des articulations omo-claviculaires et cléido-sternales, décomposent et annulent les efforts traumatiques, les violences extérieures qui pourraient tendre à disjoindre cette articulation, privée de toute résistance musculaire.

Les conditions mécaniques des deux articulations sont donc différentes. Mais, ainsi que le dit le professeur Verneuil, si le « sujet marchait à quatre pattes, la capsule pressée en haut et en arrière par la tête humérale, non soutenue par les muscles, céderait lentement et graduellement, et il se ferait une luxation sous-épineuse représentant la luxation du fémur dans la fosse iliaque ».

Dans deux observations que nous avons pu retrouver, il s'agissait de luxation sous-épineuse paralytique :

Obs. I. — A. Cooper a vu un jeune homme, qui avait été pris à l'époque de la dentition, d'une paralysie du côté droit. Les muscles de l'épaule étaient atrophiés ; le sujet pouvait porter la tête humérale pardessus le bord glénoïdien postérieur, d'où elle revenait facilement à sa place.

Obs. II. — Un jeune homme[1] de sept ans avait eu, vers l'âge de quatre ans, des convulsions violentes qui lui avaient laissé le bras droit plus faible et moins nourri que l'autre. Toutefois, il ne laissait pas de s'en servir ;

1. Lacombe, *Thèse inaugurale*, 1818. Obs. VI.

lorsque, à l'âge de douze ans, il s'aperçut que l'épaule se déformait en certains mouvements ; et cet état de choses durait depuis cinq ans lorsqu'il vint consulter Dupuytren. Le relâchement de la capsule était manifeste ; si l'on portait le coude en haut, en dedans et en avant, la tête de l'humérus fuyait en arrière. Le malade reproduisait lui-même le déplacement. Il suffisait de laisser pendre le bras, abandonné à son propre poids pour que la tête revint à sa place.

Dans ces deux observations, on retrouve comme antécédent pathologique la paralysie infantile. Dans les autres faits, il y a seulement diastasis extrême, écartement articulaire ; ici, il y a luxation vraie et déplacement suivant la direction. Comment expliquer cette migration de la tête humérale dans la fosse sous-épineuse ? On ne retrouve plus, à l'épaule, comme nous l'avons vu pour la hanche, ces localisations paralytiques à deux groupes antagonistes bien opposés : les sus et sous-épineux sont bien rotateurs en dehors, le sousscapulaire rotateur en dedans ; mais est-il des cas démontrés où les troubles paralytiques se limitent à l'une où à l'autre de ces puissances antagonistes ? N'est-il point logique d'admettre d'ailleurs que les muscles articulaires étant gravement intéressés, ce sont les contractions du grand pectoral, se répétant à l'occasion de tous les mouvements, qui, par son faisceau claviculaire, surtout portent en arrière la tête humérale, par bascule, la font heurter la partie postérosupérieure du ligament capsulaire et déterminent son déplacement vers la fosse sous-épineuse ?

Nous avons vu dans le service de M. Péan, en 1885, un cas de luxation paralytique sous-coracoïdienne. Il s'agissait d'un homme qui en 1879 eut une congélation de la main et de l'avant-bras gauche ; il se produisit, à la suite de cet accident, des troubles amyotrophiques du bras et de l'épaule : Or, en 1885, après avoir dormi dans une position forcée, le malade se réveilla atteint d'une luxation sous-coracoïdienne qui fut aisément réduite et maintenue.

M. Kirmisson[1] rapporte un fait de luxation paralytique de l'épaule observé dans le service de M. le professeur Verneuil.

C. D..., âgé de quinze ans et demi, est atteint de luxation paralytique de l'épaule droite depuis l'âge de dix-huit mois. L'acromion fait une très forte saillie au-dessous de la clavicule, on voit la saillie formée par l'apophyse corocoïde, et au-dessous d'elle, la tête humérale. Quand le bras est pendant le long du corps, la tête de l'humérus s'éloigne davantage de la cavité glénoïde : la laxité de la capsule est telle qu'on peut transformer la luxation en bas en sous-coracoïdienne, puis soulevant le coude avec la main, faire reprendre à la tête sa place dans la cavité articulaire. Les deltoïdes sus et sous-épineux sont atrophiés. Le début de l'affection à dix-huit mois, âge auquel l'enfant a eu des convulsions, indique ici encore qu'il s'agit d'une paralysie infantile.

Pour les autres articulations, les luxations myopathiques sont peu intéressantes : elles sont ou des raretés pathologiques trop exceptionnelles, ou des difformités constituant un chapitre clinique trop spécial (pied bot accidentel) pour qu'il soit utile et logique de les rattacher aux luxations spontanées.

Pour l'article radio-carpien, nous ne trouvons que les deux cas de luxations paralytiques, cités par M. Guérin.

L'une, chez un sujet de six ans avec paralysie incomplète de tous les muscles de l'avant-bras et de la main, avait lieu en arrière et en haut, et n'était pas permanente; l'autre chez une jeune fille de quatorze ans, avec paralysie complète et rétraction de quelques muscles, était en arrière et en dehors. Ce sont là deux observations, bien pauvres en détails cliniques, et peu démonstratives au point de vue du mécanisme pathogénique.

Au genou, où les actions musculaires ont, comme nous le verrons, une influence si remarquable sur la production

----

1. *Malformations congénitales de l'épaule*, in *Rev. de méd. et de chir.*, p. 507, 1878.

des déplacements et des positions secondaires, dans les arthrites aiguës, les observations de luxations paralytiques sont exceptionnelles. Et cependant les muscles péri-articulaires sont ici disposés en un groupement favorable à ces luxations. Deux puissances antagonistes s'opposent : d'un côté, la masse du triceps fémoral si fréquemment atteinte, si rapidement atrophiée, lieu d'élection des myopathies diverses; et de l'autre, la double attelle des fléchisseurs de la jambe (groupe externe et interne). Or les exemples cliniques sont rares et discutables de luxation paralytique vraie du genou.

Dans un cas de BRADFORD, il semble qu'il y ait eu, chez son malade, âgé de cinq ans, une attaque de paralysie infantile localisée aux extenseurs de la jambe; la jambe était portée en flexion forcée et subluxation par les fléchisseurs prépondérants; il y avait en même temps un pied bot équin. On fit la réduction : le malade guérit, la jambe restant raccourcie de deux pouces.

CRUVEILHIER a vu la diatase de l'articulation fémoro-tibiale dans les paralysies incomplètes, lorsque le malade continue à marcher avec des béquilles.

Dans l'articulation tibio-tarsienne les troubles paralytiques dissociés de la paralysie infantile donnent lieu au pied bot accidentel. Mais, il ne s'agit point là de luxations complètes : ce sont plutôt, comme le dit MALGAIGNE, des subluxations; c'est déjà une raison pour les éliminer du cadre des luxations pathologiques. Ces difformités articulaires ne sont utiles à rappeler, que parce qu'elles comportent, comme condition pathogénique, ces deux éléments étiologiques communs à toutes les luxations paralytiques : troubles atrophiques ou paralytiques d'un groupe musculaire; action prépondérante du groupe antagoniste. Ici, c'est le groupe antéro-externe de la jambe qui est ordinairement frappé :

d'où, contraction et rétraction des gastro-cnémiens, et pied équin accidentel. — Le cas clinique inverse est très rare.

Nous nous bornons à cette esquisse rapide : comme nous l'avons dit, le pied bot accidentel est un chapitre clinique qui doit rester entier et distinct : il serait sans profit de l'écrire à cette place.

DES LUXATIONS PATHOLOGIQUES

HIPPOCRATE avait dit qu'une forte hydropisie pouvait amener une luxation spontanée. J.-L. PETIT reprit et précisa cette théorie; mais ce furent surtout PARISE et BONNET qui fournirent la preuve clinique et expérimentale qu'une accumulation de liquide peut chasser la tête fémorale hors du cotyle.

Dans la luxation, suite d'épanchement, entrent en ligne plusieurs facteurs étiologiques : — l'épanchement, sa quantité, les attitudes, les actions des muscles, la nature de l'arthrite, etc., — qui font de cette variété le chapitre le plus difficile mais en même temps le plus important de la pathogénie des luxations pathologiques. Nous aurons dans cette étude surtout en vue l'articulation coxo-fémorale, où le processus est le plus complexe; elle est d'ailleurs un véritable lien d'élection de ce déplacement qu'on observe aussi assez souvent au genou, quelquefois à l'épaule, exceptionnellement dans les autres jointures. Comme chaque élément étiologique déjà cité est important en soi, et qu'il est de nécessité absolue de fixer le rôle de chacun d'eux en même temps que son degré d'action, nous les examinerons d'abord séparément. Ce n'est qu'après avoir allégé la question des discussions et longueurs qu'entraîne cette étude, que nous aborderons la pathogénie de la *luxation pathologique* sous l'influence combinée de ces divers agents étiologiques.

EFFETS DE L'ÉPANCHEMENT SUR LA CAPSULE ARTICULAIRE

En même temps que les ligaments sont distendus par l'épanchement, ils perdent en partie ou en totalité leur solidité et leur élasticité ; le ligament rond se dissout complètement, ou bien se réduit en un cordon fibreux et fragile : parfois il s'allonge au point d'atteindre des proportions colossales ; ainsi Heine a trouvé le ligament rond allongé de deux pouces ; Hutton rapporte un cas dans lequel ce ligament allongé de quatre pouces était aussi épais que le tendon d'Achille, et Stanley donne la description d'une capsule très distendue avec un ligament rond de cinq pouces plus long qu'à l'état normal. La capsule diminue de résistance et se laisse aussi distendre par l'exsudat. Et ceci pour toutes les articulations.

Ces lésions anatomo-pathologiques varient, selon la cause qui les produit, en intensité et rapidité, deux conditions des plus importantes pour notre sujet.

Le degré de distension n'est pas en rapport absolu avec l'abondance de l'épanchement ni avec l'intensité de l'arthrite. Une inflammation légère peut, comme l'avait déjà indiqué Stanley, sans changement apparent dans l'organisation du tissu ligamenteux, altérer ses propriétés au point qu'il pourra céder à un agent de distension autre que la force expansive de l'exsudat. Ainsi, au genou, les ligaments peuvent s'allonger et permettre des déplacements des surfaces articulaires sans que ces changements à progrès lent s'accompagnent de douleurs ou d'autres symptômes inflammatoires.

Donc le liquide épanché distend la capsule, relâche les liens articulaires. Limite-t-il là ses effets ? Doit-on, dans la production de la luxation, tenir compte de l'influence qu'il peut exercer sur les extrémités osseuses en dehors de l'agrandissement de la capsule ? Quelle serait alors cette influence nouvelle ?

On a dit, et BOYER surtout, que l'explication de J.-L. PETIT, n'était pas soutenable ; cette opinion, ne reposant sur aucune autopsie, n'avait que la valeur d'une simple conjecture ; car « la synovie épanchée entre le col du fémur et la capsule distend la capsule, par cela même rapproche les deux surfaces articulaires et les met à l'abri de la luxation ».

PARISE, dans un remarquable mémoire, dont nous citons quelques extraits, a établi définitivement, la possibilité de la luxation.

« Toute accumulation de liquide dans l'articulation de la hanche tendra, contrairement à BOYER, à expulser le fémur de la cavité cotyloïde. Dans les injections, même médiocres, la tête n'appuie nulle part sur le bourrelet cotyloïdien dont elle est éloignée en bas et en dedans de 1 centimètre ; en arrière et en haut, vers l'échancrure postéro-supérieure de 5 millimètres, en haut et en avant vers l'épine iliaque antérieure et inférieure de 2 à 3 millimètres ; la tête du fémur n'est pas complètement chassée de sa cavité, mais se trouve pour ainsi dire suspendue au milieu du fluide qui distend la capsule. Le fémur est éloigné de l'os iliaque et à mesure que le liquide s'accroît, l'écartement augmente. Sur le cadavre le fémur ne peut être luxé sans que la capsule soit déchirée : il faut donc que la cavité s'agrandisse par la dilatation, l'élongation de la capsule : le ligament rond doit être allongé de 1 centimètre et demi avant que la tête du fémur appuie sur l'échancrure postérieure. »

Ces conclusions si nettes, appuyées sur une expérimentation rigoureuse ont été attaquées, en particulier par MARTIN et COLLINEAU qui prétendent que le bourrelet cotyloïdien remplit le rôle de soupape, et à ce titre s'oppose à la pénétration des fluides, quelle que soit leur nature, dans l'interstice articulaire; enfin, que plus l'injection est abondante, plus le bourrelet exerce sur la tête fémorale une pression énergique.

A cela on a essayé de répondre : « Une injection poussée dans la capsule au niveau du col, sans que le cotyle soit intéressé, peut produire un pareil résultat : mais le ligament rond, repli séreux, pour peu qu'il secrète quelque liquide, et il n'y a pas indépendance entre la synoviale capsulaire et la synoviale du ligament rond, repousse la tête du cotyle, la place dans des conditions toute nouvelles, très différentes de celles que MARTIN et COLLINEAU réalisaient dans leurs expériences, et qui permettent aux deux espaces (cavités acétabulaire et capsulaire) de s'unir et de se confondre. » — Nous verrons qu'il n'est pas nécessaire de recourir à de telles subtilités; il y a chez le malade d'autres facteurs, et des plus actifs — et l'expérimentation ne peut les reproduire — qui nous faciliteront l'intelligence de ces déplacements. Dans les autres jointures, ces conditions d'emboîtement n'existent pas. De ce fait tombe pour elles l'objection du liquide « obstacle à la luxation ».

DE L'ATTITUDE : SES AGENTS, SES MODIFICATIONS,

SES CONSÉQUENCES

BONNET étudia le premier « l'influence que l'accumulation des liquides dans les cavités articulaires exerce sur la position des membres ». Récemment, ALBERT (de Vienne [1]) dans son travail : *De la capacité des jointures dans leurs attitudes variées* apporta une série de recherches intéressantes. Enfin MASSE, reprenant la question depuis son origine, contrôle les expériences de BONNET et d'ALBERT, et traite d'une manière complète « l'influence de l'attitude des membres sur leurs articulations ». Œuvre remarquable à laquelle nous puiserons largement.

ROLE MÉCANIQUE DU LIQUIDE ÉPANCHÉ

BONNET reconnut que lorsqu'on injectait du liquide dans une articulation, les leviers osseux se plaçaient dans une attitude spéciale, constante, dite « attitude de repos ».

L'accumulation de liquide dans l'article coxo-fémoral place la cuisse en flexion combinée avec abduction et rotation en dehors, et cela pour plusieurs causes : c'est la pression exercée sur le fémur et l'acétabulum par le liquide qui s'interpose entre eux ; c'est la capsule fibreuse plus épaisse et plus dense en avant et en dehors qu'en toute autre partie, qui se laisse distendre en bas et en dedans. Alors en ce point, la tête du fémur peut s'éloigner de l'acétabulum, et le mouvement qui correspond à cette position est celui dans lequel le membre éprouve un mouvement de flexion et d'abduction. La rotation en dehors serait aussi favorisée par le redressement des fibres de la capsule : ces fibres obliques en bas et en dedans, distendues par le liquide, portent la tête du fémur en dehors en même temps que dans la flexion et l'abduction (GARIN, de Lyon).

1. *Med. Jahrb. von Stricken,* t. III, Heft, 1873.

Martin et Collineau ont montré que la tension et l'enroulement spiroïde des fibres du ligament de Bertin dans l'extension, faisait place au relâchement dans la demi-flexion avec abduction légère. — Peut-être aussi faut-il ajouter (Bonnet) que la surface articulaire du fémur est disposée de telle sorte qu'on ne peut fléchir la cuisse en la portant en dehors, sans qu'un mouvement de rotation dans ce dernier sens tarde à s'accomplir.

Masse cependant, après des recherches minutieuses et multipliées, affirme que la rotation du pied en dehors comme en dedans diminue la capacité de l'articulation ; la capacité maximum est obtenue par la flexion avec abduction légère de la cuisse, et le pied en position telle que sa pointe regarde directement en avant.

Citons encore, rapidement, les attitudes des grandes jointures dans les conditions analogues (capacité maximum).

Main. — Dans le plan de l'avant-bras, également éloignée de la flexion et de l'extension, de l'adduction et de l'abduction.

Coude. — Humérus faisant un angle de 110° avec le cubitus, et position intermédiaire à la pronation et à la supination.

Épaule. — Bras parallèle au tronc.

Cou-de-pied. — La jambe fait angle droit avec le pied.

Genou. — Flexion à 140°.

ROLE DE LA SYNOVITE

L'accumulation de liquide détermine donc une attitude spéciale et constante sur le cadavre. En clinique toutefois l'influence du liquide est exceptionnelle, tout au plus peut-on supposer qu'elle se manifeste dans les cas d'hydarthrose avec épanchement abondant et surtout rapide. — Mais ces cas sont rares : chez le plus grand nombre des malades l'épanchement est minime[1]; et cependant la position affectée par le membre répond à l'attitude expérimentalement démontrée de capacité maximum.

C'est qu'on doit aussi tenir compte de l'inflammation, de la souffrance des tissus malades, de cette synovite présente au début de toute arthrite comme l'enseignent OLLIER et RICHET, toutes causes qui rendent l'article sensible aux moindres variations de capacité; or, l'attitude de capacité maximum répond en même temps au maximum de relâchement des ligaments. Rien de plus naturel que pour soulager ses douleurs, le malade place son articulation dans une attitude de repos, déterminée non plus par la pression liquide, mais par ce besoin de relâcher les parties enflammées et d'en diminuer la tension douloureuse; en même temps les surfaces articulaires sont moins étroitement serrées, ce qui devient une nouvelle cause de soulagement.

Mais cette position n'est plus mécaniquement imposée : elle est volontaire ou instinctive, et déterminée par un agent actif: les muscles péri-articulaires[2].

Nous ferons dès maintenant remarquer que de nombreux inconvénients compensent les avantages des attitudes de

1. D'autre part, dans l'hydarthrose chronique, même considérable, la position dite de repos est souvent absente.

2. MASSE, à ce propos, relève l'erreur commune par laquelle on attribue à BONNET d'avoir invoqué comme cause unique des attitudes, l'action mécanique du liquide épanché. BONNET dit : « Aux altérations de l'articulation, peut-être faut-il ajouter l'effort exercé par les liquides qui s'accumulent dans l'articulation et qui tendent à la fléchir. — Peut-être aussi faut-il tenir compte de ce fait que la cavité articulaire étant plus spacieuse dans la flexion que dans l'extension, les malades choisissent instinctivement la première position afin de relâcher la capsule distendue et diminuer les douleurs. » On le voit, l'influence du liquide est bien limitée, et n'est même exprimée que sous forme dubitative.

repos : les os ne sont plus maintenus en rapport exact, les parties molles ne les soutiennent plus ; comme conséquence immédiate les leviers osseux auront tendance à se déplacer, se luxer facilement, d'autant mieux qu'il sera presque impossible aux ligaments et muscles relâchés de les immobiliser.

Or, ce qui va importer bientôt au malade c'est moins le relâchement des parties molles que l'immobilité de son article.

MODIFICATIONS DE L'ATTITUDE, DITE DE BONNET

L'inflammation limitée à l'article, au début, ne s'y cantonne pas : peu à peu les parties voisines deviennent malades, la synoviale peut se transformer en un tissu de bourgeons charnus, sa cavité n'est plus comparable à la cavité normale : en même temps, il se fait, pour ainsi dire, adaptation et accoutumance de toutes les parties malades de cette articulation à la position prise par le membre, et tout mouvement est devenu douloureux. « A ce moment, l'attitude est presque indifférente au malade, ce qui doit désormais exclusivement le soulager, c'est l'immobilité. » Le malade le comprend, et réalise cette condition nouvelle si les muscles intacts le lui permettent.

Nous avons vu pour plusieurs articulations : hanche, coude, épaule, par exemple, des attitudes de repos, telles que les membres ne peuvent que bien rarement les garder d'une manière solide ; par suite, ils sont exposés à des changements de position dont l'effet immédiat est la douleur par distension brusque de la capsule. La pesanteur du membre — dont l'action varie selon la position générale

du corps, station verticale, décubitus dorsal ou latéral —
tend à modifier constamment les attitudes primitives, tiraille
les parties molles et détermine de la douleur. Joignons-y
enfin des influences mécaniques extérieures capables d'entraîner des déviations articulaires. « Pour les parties inférieures,
si le malade est alité, elles sont d'un ordre si constant, et
résultent si inévitablement de la disposition de nos lits et
couvertures que les déviations s'opèrent également d'après
un type déterminé. De même les influences mécaniques qui
agissent sur un membre en fonction (surtout le membre inférieur) présentent une telle constance dans leur nature et
leur mode d'action qu'elles suffisent presque toujours seules
à déterminer la direction de la disposition vicieuse » (SAINT-
AGNÈS).

Voilà donc une articulation malade qui prend l'attitude
de repos : tout mouvement y devient douloureux et l'immobilisation articulaire est urgente : mais il y a presque
incompatibilité entre ces deux états — attitude de repos et
immobilité de l'article — en raison des influences que nous
avons mentionnées. Par conséquent l'attitude primitive doit
et va être modifiée.

A cette succession de phénomènes dont nous indiquons
l'ordre d'apparition, on peut objecter que les positions sont
quelquefois dès le début très différentes de ce que nous
les avons décrites.

OLLIER a essayé d'en donner la raison en invoquant une
altération de la capsule en un point limité dont le relâchement produirait l'attitude anormale. Quoi qu'il en soit, nous
ne pouvons que prendre le fait ordinaire, vrai presque toujours, et nous borner à citer ces raretés pathologiques.

Il est à distinguer, dans ces attitudes secondaires, que
parfois elles sont voulues par le malade en vue d'un soulagement ; quelques-unes « sont en apparence fâcheuses pour

l'articulation dont elles tiraillent les ligaments, dont elles compriment les surfaces articulaires, dont elles diminuent la cavité synoviale, mais soulagent les malades en leur évitant les secousses vives et brusques, les ébranlements inopinés de l'articulation » (MASSE).

Parfois aussi ces positions secondaires, indépendantes de la volonté, exagèrent la douleur et sont sous la dépendance de muscles malades.

La nécessité de l'immobilisation articulaire, les agents extérieurs, voilà deux éléments (BONNET les considérait comme les plus importants) qui entrent en jeu, et dont nous allons étudier les effets dans chaque article où diffère leur mode d'action.

Au début d'une arthrite de l'articulation *radio-carpienne,* la main est dans la position de repos, un peu inclinée en arrière; les doigts sont en extension. La pronation, position plus fixe et moins fatigante, est bientôt adoptée par le malade, mais alors l'apophyse styloïde du cubitus fait saillie en arrière. Si la pronation s'accentue, les ligaments du poignet sont tiraillés, s'affaiblissent, se détruisent même rapidement, et bientôt la luxation est établie. C'est aussi pour augmenter l'immobilité que la main s'incline vers le bord radial ou vers le bord cubital, et quelquefois se met en pronation forcée.

Au *coude,* la position secondaire diffère également de la position du début : intermédiaire entre la flexion et l'extension, la pronation et la supination, cette première attitude est trop instable, aussi le malade rapproche-t-il le bras du tronc, l'avant-bras se porte alors en dehors ou en dedans, tend ainsi certains ligaments, mais diminue la mobilité du membre. Si l'avant-bras est en abduction, les ligaments internes tiraillés cèdent, tandis que le radius presse sur l'humérus et bientôt se luxe en dehors et en arrière.

La position ordinairement adoptée à l'*épaule* est : le bras pendant le long du corps, le coude en dehors et un peu en avant, l'avant-bras demi-fléchi. Le degré de mobilité de la tête humérale est en rapport direct avec la mobilité du coude dont la situation commande les positions de l'épaule : ici les attitudes secondaires sont assez rarement la cause de luxation ; les deux plus dangereuses — celles qui amènent des déplacements — sont la situation du coude trop en arrière, et la rotation en dedans de l'humérus.

A l'articulation *tibio-tarsienne*, où l'on n'observe pas de véritable luxation pathologique de l'astragale, le pied se place d'abord à angle droit avec la jambe ; plus tard survient un léger degré d'extension dû (surtout à la contracture des gastrocnémiens) au poids des couvertures (BONNET), cause qui est trop douloureuse pour agir efficacement, et à ce fait que, dans la marche, le genou est fléchi et l'avant-pied, par son seul poids, porte le segment entier en extension. « Le renversement en dedans de la plante du pied réuni à l'extension s'observe dans les cas où le pied malade a reposé sur le côté externe du talon : le renversement en dehors survient lorsque le pied a reposé sur son bord interne » (MASSE).

Dès le début de l'arthrite du *genou*, il y a flexion à 140° et si l'épanchement devient très abondant, le genou se fléchit un peu plus jusqu'au point que déterminait BONNET par ses injections forcées. L'hydarthrose chronique, distendant les culs-de-sac, rend les attitudes à peu près indifférentes. Au genou, plus rapidement qu'aux autres articulations, les contractures musculaires paraissent, exagèrent la flexion et en même temps la douleur : pour y échapper, le malade porte son membre fléchi en abduction ou en adduction, car ainsi le ligament latéral externe ou interne est tendu, le tibia presse sur un condyle plus que sur l'autre, en même temps la pression intra-articulaire augmente ; toutes causes de souffrances sans doute, mais qui fixent un peu mieux l'articulation et éloignent les ébranlements douloureux. Ici, très nettement, on voit que, « après avoir pris une position de repos, le malade cherche une position de maximum d'immobilité ». Notons que le relâchement ou la destruction des ligaments croisés est une cause adjuvante du déplacement des os en arrière.

Bonnet, puis Masse ont démontré que, dans l'articulation *coxo-fémorale*, la flexion à 140° de la cuisse sur le bassin, avec une abduction de 15°, détermine un équilibre de tension des ligaments aussi parfait que possible. Cette attitude correspond d'ailleurs au maximum de capacité de l'articulation, et c'est celle que prennent les malades, surtout dans l'arthrite aiguë. Au début, c'est la flexion avec abduction légère qui est surtout apparente, maintenue par la contraction des muscles pelvi-trochantériens, qui plus tard exagèrent cette attitude contre la volonté du malade. Cependant, c'est parfois de plein gré que l'attitude de repos est modifiée : le membre se met en abduction forcée, position douloureuse sans doute, mais qui immobilise mieux le membre et lui permet de résister plus facilement aux contractions réflexes des muscles péri-articulaires. Outre l'abduction ou la flexion exagérées qui modifient l'attitude première, on observe, au bout de quelque temps, la flexion combinée à l'adduction et rotation en dedans. Cette position secondaire est la plus fréquente. A quoi doit-on l'attribuer? Le désir de limiter les mouvements réflexes fait placer le membre volontairement en adduction et rotation en dedans : comme pour l'abduction exagérée, cette position immobilise un peu l'article en rapprochant les surfaces osseuses. Bonnet invoquait surtout l'influence du décubitus. La pression sur la hanche malade étant douloureuse, le décubitus a lieu sur le côté sain et le membre malade repose sur celui du côté opposé : le poids du membre, la pression des couvertures entraînent l'adduction et la rotation en dedans et peuvent produire la luxation. Mais plus souvent, cette attitude est involontaire : la contracture des adducteurs en est alors la cause véritable. (Nous verrons, en étudiant les luxations par altérations osseuses, le rôle et l'importance des érosions du bord de la cavité cotyloïde dans la coxalgie : nous ne considérons ici que les arthrites sans lésions osseuses.)

On comprend facilement l'influence que peut avoir sur la luxation le décubitus abdominal : dans la fièvre typhoïde par exemple. Dans une observation que nous rapportons plus loin [1], Seitz [2] fait remarquer que les membres inférieurs en extension complète exercent une pression constante sur un point du bourrelet qui perd son élasticité, s'allonge, peut-être s'atrophie ; la tête peut alors sortir du cotyle, le ligament rond et la capsule allongés n'offrent pas de résistance ; les muscles de la région postérieure tirent le fémur en haut et en arrière d'autant plus que leurs antagonistes, par la pression en décubitus, sont troublés dans leur nutrition et leur fonction.

RÔLE DES MUSCLES

Il est établi que, dans quelques cas, l'accumulation de liquide est cause de certaines attitudes ; le plus souvent ce n'est pas par action mécanique que cette attitude s'établit : elle est voulue. Le désir de diminuer la douleur fait placer les ligaments en état de relâchement ou bien immobiliser

1. Page 88.
2. *Zur Æliologie und Therapie des typhosen Fiebers*, in *Deutsche Klinik*, p.109, 1864.

le membre en négligeant cette dernière condition. Ces positions sont déterminées par les muscles. Plusieurs fois nous avons eu à citer l'intervention de ce nouvel élément — contraction et contracture musculaires ; — c'est lui que nous allons maintenant étudier, et nous disons de suite qu'il est des plus importants dans la pathologie articulaire en général, et surtout dans les luxations pathologiques. Nous avons vu les effets de l'épanchement sur les ligaments, sur la situation des membres : et c'est sur ces articulations malades, ainsi préparées, dont les moyens d'union sont peu résistants, que vont agir des muscles altérés du fait même de l'arthropathie, et prenant un point d'appui sur des leviers dont la position particulière favorise ou contrarie leur contraction.

Le rôle des muscles dans l'histoire de la luxation pathologique, indiqué par J.-L. Petit, et reconnu comme cause active, secondaire il est vrai, par la plupart des chirurgiens (Boyer, Parise), a été développé par Bonnet qui y insiste assez longuement. Bien qu'il considère cette influence comme moins puissante peut-être que la pression exercée par les corps environnants, il la croit d'une action plus générale ; « mais dans aucun cas elle n'agit seule, elle a besoin d'être combinée indépendamment des lésions organiques avec certaines positions pour déterminer un déplacement ». Presque toute l'histoire de la luxation pathologique est renfermée dans cette phrase. Plus récemment M. Verneuil, à la Société de chirurgie, à propos de luxations survenues dans le cours du rhumatisme, a insisté de nouveau sur cet agent actif et lui a assigné dans la pathogénie de la luxation le rôle prépondérant qui lui revient.

PARÉSIE MUSCULAIRE

Les phénomènes musculaires sont difficiles à constater :
le genou, par sa position superficielle, est surtout accessible ;
aussi sera-ce sa pathologie musculaire que nous allons
d'abord étudier.

Soit une arthrite : les muscles péri-articulaires entrent en
contraction et fixent aussitôt l'article dans une position intermédiaire, variable pour chaque jointure. Cette contraction,
vigilance musculaire, que J. HUNTER appelait « la sympathie
des muscles avec l'article malade », va maintenir les surfaces
articulaires immobiles et éviter ainsi la douleur ; elle peut
exister sur tous les muscles, constamment, ou bien ne se produire que par « provocation », lorsque, par exemple, on veut
redresser le membre à demi fléchi. Cet état musculaire ne
persiste pas longtemps et se modifie si l'arthrite se prolonge :
certains groupes, — les extenseurs, — se parésient ; d'autres,
— les fléchisseurs, — continuent à se contracter, et bientôt
agissent seuls sur l'articulation.

Signalée par HUNTER, par BONNET, localiséee dans les
groupes extenseurs par VERNEUIL dans la thèse de concours
d'OLLIVIER, la parésie et l'atrophie musculaires ont été surtout
étudiées par LEFORT en 1871 et 1876 à la Société de chirurgie,
en 1877 dans la thèse de son élève VALTAT [1], monographie
remarquable, où est nettement exposée la question que de
nombreux travaux plus récents ont essayé de compléter [2].

---

1. *De l'atrophie musculaire consécutive aux maladies articulaires.* Th.
Paris, 1877. — *Note pour servir à l'histoire des attitudes vicieuses dans les
maladies des articulations,* in Rev. mens. de méd. et de chir., t. III, p. 289,
1879.

2. Thèses, Paris. URDY, BOCQUET (1878). — VIGNES, DESCOSSE (1880). — Th.

La parésie survient quelquefois après une période de vigilance musculaire, mais elle peut aussi s'établir d'emblée, rapidement, dès le début de l'arthropathie : les arthrites aiguës, surtout d'origine rhumatismale, en sont la cause d'apparition la plus fréquente, mais point unique ; et il n'y a aucune relation nécessaire entre la douleur ou l'intensité de l'arthrite et la parésie et l'atrophie musculaires.

La localisation, nous dirions volontiers constante, au groupe extenseur de l'articulation malade (quelquefois l'atrophie et la parésie se généralisent au membre entier et même peuvent envahir les autres membres dont les articulations sont saines, tout en restant plus accentuée au premier groupe extenseur) est un fait intéressant et de genèse assez obscure. Sans étudier ici la pathogénie de ces amyotrophies, disons que « l'affection articulaire a, par la voie des nerfs articulaires irrités, retenti sur le centre spinal, et là ils modifient les centres d'où émanent les nerfs moteurs et les nerfs qui président à la nutrition des muscles ». Quant à cette localisation au groupe extenseur, Pozzi essaye de l'expliquer en invoquant la loi d'anatomie pathologique — la dégénérescence frappe les muscles proportionnellement à leur activité, — et dit que le « triceps est plus atteint parce qu'il fonctionne plus ». On voit bien aussi que ce sont les muscles « les plus articulaires » qui sont le plus atteints ; que l'article est innervé par des rameaux émanés des nerfs qui ont fourni aux extenseurs ; et on a admis une névrite ascendante, consécutive à l'arthrite, comme cause des altérations musculaires que nous étudions : hypothèse encore à justifier.

Il paraît plus probable d'admettre une relation entre les cellules d'origine des nerfs centripètes articulaires et les cel-

Lyon, Mondau, 1882. — Th. Bordeaux, Moussons, 1885. — Th. Montpellier, Combescure, 1881, etc.

lules d'origine des nerfs moteurs et trophiques des muscles extenseurs.

CONTRACTURE MUSCULAIRE

Tandis que se passent ces troubles dans les extenseurs, des modifications non moins sérieuses, mais bien différentes, se développent dans les fléchisseurs.

Un des premiers effets des contractions par appréhension, surtout quand elles se renouvellent très fréquemment, est, en maintenant l'attitude de repos, de placer l'article dans une position telle que les conditions d'activité des muscles soient changées : au genou, par exemple, les fléchisseurs agissent avec une force, une énergie et une facilité bien plus grandes sur la jambe moitié fléchie que ne peut le faire le triceps pour ramener le membre dans l'extension ; d'où, à égalité de contraction, prédominance des fléchisseurs, par le seul fait de la disposition spéciale et nouvelle des leviers qu'ils ont à mouvoir.

Bientôt les extenseurs deviennent parétiques et atrophiés plus ou moins, si bien que les fléchisseurs se trouvent presque seuls à agir dans des conditions très favorables, et leur influence n'est plus contrebalancée.

D'autre part, le fléchisseur contracté ne peut revenir à sa longueur primitive que si l'extenseur se contracte ; or, ce dernier ne peut agir : atrophié, il est livré sans défense à la tonicité du fléchisseur qui reste contracté, par excès et continuité d'action, s'altère dans sa constitution, et se contracture.

Alors que la lésion venait d'apparaître, tous les muscles péri-articulaires, extenseurs et fléchisseurs, étaient en contraction spasmodique et réflexe. Mais à mesure que progressait la lésion, l'atrophie et la parésie envahissaient les extenseurs ; la contraction des fléchisseurs, de fonctionnelle et transitoire, devenait permanente et passait à la contracture; et tandis que les extenseurs étaient atteints d'atrophie simple (VULPIAN), ou de dégénérescence graisseuse, le groupe antagoniste s'atrophiait dans ses éléments nobles et son tissu interstitiel était le siège d'hyperplasie et de rétraction inodulaire, dégénérescence fibreuse.

L'état de relâchement ou d'extension des muscles ne suffit pas à lui seul pour modifier la nutrition au point de produire des résultats si différents. Nous avons vu que l'atrophie doit être rattachée à un trouble médullaire : de même, la contracture doit être considérée comme conséquence d'une altération des cellules de la moelle.

Connaissant le lien qui existe entre « la lésion scléreuse d'une partie déterminée des cordons latéraux, et l'existence d'une contracture permanente » (BOUCHARD), on peut déduire avec grande probabilité que ces phénomènes musculaires, simples troubles fonctionnels réflexes au début de l'arthropathie, sont plus tard les signes d'altération organique de la moelle. On admet d'ailleurs que dans le cas de paralysie il y a dépression, et dans le cas de contracture exaltation des propriétés de l'élément ganglionnaire, deux phases extrêmes d'un même processus, et que la lésion spinale est la même au fond. Mais il reste encore à expliquer pourquoi la dépression fonctionnelle de la cellule nerveuse peut parfois se développer primitivement d'emblée, en même temps qu'on observe combinée avec elle l'exaltation des propriétés des cellules nerveuses voisines.

L'état — extension ou relâchement — des fibres musculaires, que détermine l'attitude, doit, par le seul fait qu'il persiste, retentir sur les centres nerveux dont il modifie le

pouvoir trophique. Mais le groupe étendu ne retentit pas
sur la moelle de la même manière que le groupe relâché;
on est conduit à penser que la réaction de la moelle sera,
elle aussi, différente : au premier groupe, en retour de
l'excitation particulière qu'il a produite, la moelle répond
par une diminution de trophicité, au second par une augmentation ou au moins une modification particulière de trophicité, entraînant parésie d'un côté, de l'autre contracture[1].

RÔLE DU MUSCLE DANS LA LUXATION

Nous avons étudié pour chaque articulation l'attitude
déterminée par l'accumulation de liquide, le désir de mettre
en état de relâchement les parties molles articulaires, ou de
les immobiliser. Nous allons voir maintenant les effets de
l'agent musculaire dans chacune de ces jointures et son rôle
dans leur luxation.

Dans les arthropathies de l'articulation *radio-carpienne*,
la main prend la position de repos, puis la pronation forcée
qui entraîne la luxation en arrière de l'extrémité inférieure
du radius. C'est quelquefois la flexion forcée, qui peut se
compliquer de luxation en arrière. RICHET en cite un
exemple. On observe aussi l'extension des doigts et de la
main, dont la cause principale est la contracture. « Le groupe
des fléchisseurs de la main peut se contracturer; d'autres
fois c'est celui des abducteurs ; ces contractions peuvent
produire seules les attitudes vicieuses, ou quelquefois elles
servent seulement à les exagérer si les malades les avaient

---

1. Nous ne pouvons dans ce travail développer plus longuement cette hypothèse; nous l'avons entendue exposer à M. le professeur BOUCHARD, de Bordeaux, et devons nous borner ici, à n'en citer que les conclusions.

déjà en partie adoptées » (MASSE). On comprend sans que nous y insistions davantage comment la contracture de ces divers groupes musculaires affaiblit, tiraille ou détruit les ligaments et tend à produire les luxations.

Composée de parties osseuses étroitement emboîtées, l'articulation *huméro-cubitale* n'est guère sujette à la luxation pathologique par arthrite. Seule l'articulation radio-humérale est le siège de déplacements fréquents. Nous avons vu que l'attitude, intermédiaire entre la flexion et l'extension, l'adduction et l'abduction, est assez constante ; quelquefois elle passe à l'extension, tandis que l'avant-bras se porte dans la pronation : rarement l'avant-bras se fléchit. La contracture musculaire, contre laquelle ne peut lutter le malade, s'établit bientôt ; elle exagère l'attitude vicieuse et entraîne le bras soit dans l'extension, soit dans la flexion forcée. On sait déjà que la pronation forcée tend à luxer le radius en dehors et en arrière, on conçoit d'autre part que le biceps contracturé puisse entraîner cette extrémité osseuse en avant, comme HUGUIER l'a observé : ce déplacement n'en reste pas moins très exceptionnel.

Dans l'arthrite *scapulo-humérale* le bras est au début en abduction, le coude en dehors et en avant. Pour fixer le membre dans cette position les muscles péri-articulaires entrent tous en contraction vigilante ; mais bientôt le deltoïde, d'une susceptibilité extrême dans toutes les affections de l'épaule, les sus et sous-épineux, s'atrophient, leur puissance diminue, et les pectoraux, grand dorsal et grand rond, désormais presque seuls à agir, se contracturent, appliquent le bras contre le tronc. Tant que le bras reste allongé contre le tronc, la luxation n'est pas très facile, et de fait elle est assez rare ; celle qu'on observe surtout est la luxation en avant et en haut : le pectoral contracturé en est la cause principale. On a vu dans des cas d'hydarthrose aiguë la luxation s'opérer du cinquième au huitième jour. « La capsule distendue se rompt du côté interne et les muscles attirent dans ce sens la tête humérale jusque-là flottante dans l'article » (MALGAIGNE).

Pour l'articulation *tibio-tarsienne* nous dirons seulement que la mortaise péronéo-tibiale, très profonde, s'oppose aux déplacements étendus de l'astragale : on observe seulement des subluxations. Aux causes déjà indiquées et qui mettent le pied en extension forcée (poids des couvertures, du pied lui-même) ajoutons la contracture du triceps sural qui exagère encore l'extension et tend à luxer l'astragale en avant.

Atteint d'hydarthose, le *genou* se fléchit à 140°. Dans cette position les mouvements de latéralité sont possibles, et les ligaments relâchés donnent un maximum de mobilité à l'articulation : aussi les muscles entrent-ils en contraction pour l'immobiliser; mais le triceps, placé dans une attitude défavorable, s'atrophie vite; les fléchisseurs ont constamment à lutter contre la pesanteur qui tend à redresser l'angle de flexion : de là des secousses, des ébranlements articulaires, agissant par réflexe sur les fléchisseurs qui entraînent et augmentent d'une manière lente, progressive, mais continue, la flexion. La volonté est impuissante à combattre ces muscles rétractés, dont la force est de beaucoup augmentée grâce à leur direction presque perpendiculaire aux leviers osseux qu'ils doivent mouvoir; et l'abduction ou l'adduction que recherche le malade pour y résister ne s'y opposent que bien peu. A mesure que progresse la lésion articulaire, les ligaments altérés perdent leur résistance, la contracture musculaire s'accentue, exagère les attitudes vicieuses, entraîne le tibia en arrière, le fait glisser sur les condyles et produit ainsi une luxation.

BONNET, qui a étudié avec un soin tout particulier ces déplacements du genou, insiste sur les conséquences de l'abduction ou de l'adduction sur la luxation. Comme cause toute-puissante il invoque le décubitus, dans lequel les condyles du tibia glissent en dehors et en arrière des condyles du fémur, tandis que la jambe est tournée en dehors par pression du lit sur le côté extérieur du calcanéum. A cette cause toute passive, il faut ajouter la contracture des muscles jumeau externe et soléaire insérés sur le condyle externe, et qu'ils tirent en arrière, tandis que le condyle interne se porte en avant, et l'action du biceps contracturé qui dans la position demi fléchie détermine la rotation en dehors.

Nous citons enfin, mais pour mémoire, car il s'agit d'une curiosité pathologique, le fait rapporté par Astley Cooper et observé par Cline.

X..., à la suite d'une tumeur blanche, avait eu une ankylose du genou avec luxation du tibia en avant : la jambe faisait angle droit avec la cuisse ; la rotule était soudée au fémur.

Masse a observé un cas semblable.

L'absence de détails ne nous permet pas de dire la cause véritable de ce déplacement, mais la contracture des extenseurs paraît devoir être rejetée : ce serait du moins le seul cas où nous la verrions mentionnée à l'articulation du genou[1].

Sonnenburg, accordant aux ménisques une puissance, excessive à notre avis, admet que leur résistance aux processus destructeurs met obstacle à la luxation du tibia en arrière, et que l'altération osseuse est nécessaire pour la production du déplacement.

L'arthrite détermine à la *hanche* des attitudes diverses :

---

1. Barwell, *Encycl. chir.*, p. 502, t. IV, dit : « On a publié un très petit nombre de faits où s'observait la tendance à l'extension. » Les deux cas de Cooper et de Masse sont les seuls où nous ayons vu invoquer — sans que le fait ait été constaté — cette contracture des extenseurs.

la plus commune est la flexion (presque constante) avec abduction ou adduction. Or, selon que le malade choisira l'une ou l'autre de ces attitudes, les muscles s'y adapteront, et subiront, comme dans les autres articulations, des phénomènes de parésie et de contracture.

Sans doute, il est difficile de constater ces troubles fonctionnels : nous croyons cependant que, par analogie avec ce que nous avons vu dans les autres jointures, d'après les signes que fournit l'examen de la région et les résultats de quelques nécropsies, on peut décrire avec exactitude les lésions musculaires qu'entraîne la détermination articulaire de la hanche.

Au début de l'arthrite, tous les muscles sont contractés pour immobiliser l'article, et ici l'immobilisation est presque complète. Mais que la douleur soit vive, tenace, que la lésion persiste, et la contracture envahira des groupes musculaires, exagérera les attitudes : la flexion, par exemple, pourra atteindre 90°. De même pour l'abduction, que le malade exagère quelquefois de plein gré, toujours en vue de la fixité de son article. Puis cette attitude extrême devient involontaire et est maintenue telle par la contracture du groupe raccourci. La contracture persistant, la tête du fémur pressera sur un même point de la capsule (en avant si le membre est en abduction et plus ou moins haut selon le degré de flexion); lorsque cette capsule sera suffisamment distendue, la tête fémorale se luxera sur le trou obturateur ou le pubis.

L'adduction s'observe quelquefois au début, causée peut-être par une lésion localisée de la capsule. En dehors de ces cas où elle est primitive, l'adduction est encore l'attitude secondaire la plus fréquente dans l'arthrite coxo-fémorale. Au début c'est une position voulue pour immobiliser le membre, due quelquefois au décubitus. Puis des muscles se contracturent pour fixer, exagérer cette attitude. Dans cette nouvelle position, adduction et rotation en dedans, sous l'influence de l'action lente et énergique des muscles contracturés, la tête du fémur appuie sur la partie postérieure et supérieure de la capsule, la distend, finit par se luxer en haut et en arrière dans la fosse iliaque externe.

A l'élément musculaire revient ainsi le rôle le plus important. Essayons de le préciser un peu plus nettement.

Les muscles de la hanche sont groupés sous forme de cône dont le sommet est la tête du fémur, tandis que la base répond à leurs origines pelviennes. Ces muscles se divisent en deux groupes antagonistes : le psoas iliaque (auquel nous joignons les adducteurs et le couturier) d'une part, de l'autre les fessiers et les pelvi-trochantériens.

Selon l'attitude, adduction ou abduction, un groupe est étendu, l'autre relâché; le premier s'atrophie et devient parétique, le second se contracture. Dans la flexion avec adduction, le psoas (avec les adducteurs et le couturier) est contracturé, et assez modifié dans son mode d'action : en effet, dans l'extension, le psoas agit comme muscle réfléchi sur le bord antérieur de l'os iliaque; que la cuisse se mette en flexion, il deviendra perpendiculaire au fémur, et augmentera de puissance par le seul fait de changement d'attitude, de même que nous avons vu les fléchisseurs de la jambe bénéficier de la demi-flexion du genou. Contracturé, ce muscle porte en haut et en dedans les condyles fémoraux, par suite tend à éloigner la tête du fémur du cotyle, la repousse en bas et en arrière, tandis que les fessiers, le grand fessier surtout, et les pelvi-trochantériens, frappés les premiers par l'atrophie et la parésie, ne peuvent plus s'opposer à cette attitude et à ses conséquences. La luxation est encore aidée par la laxité de la capsule en arrière. A l'état normal elle est bridée par les pelvi-trochantériens qui la renforcent; la parésie de ces derniers ajoute ses effets à l'action des muscles contracturés, et favorise le déplacement en arrière du fémur.

Dans l'abduction, au contraire, le psoas, articulaire au même titre que les jumeaux et obturateurs dont nous avons déjà invoqué les altérations, le psoas se parésie à son tour, ne bride plus la capsule en avant; les adducteurs parétiques aussi et sans puissance demeurent inertes, tandis que les fessiers, les pelvi-trochantériens, tout à l'heure quantité négligeable, deviennent tout-puissants, poussent la tête du fémur en avant et en haut, contre le ligament de Bertin, qui résiste assez longtemps, mais se laisse distendre et permet la luxation sus-pubienne.

PATHOGÉNIE DES LUXATIONS PATHOLOGIQUES
DANS L'ARTHRITE EN GÉNÉRAL

Les altérations des parties constituantes de l'articulation (l'os excepté, ses lésions devant être étudiées spécialement) étant connues, nous essayerons de donner une formule générale de la pathogénie des luxations pathologiques dans l'arthrite.

Tout d'abord, nous avons vu que l'hydarthrose est incapable à elle seule de produire une luxation, aussi bien au genou, où l'on ne comprend pas pourquoi elle pourrait porter le tibia en arrière, qu'à la hanche, où elle ne peut entièrement chasser du cotyle la tête du fémur. Cette hydarthrose, avec la synovite qui existe dans toute arthrite, joue cependant un rôle important : elle ramollit, relâche, distend les ligaments, et par suite permet aux surfaces articulaires de s'abandonner.

A cela, ajoutons l'attitude : ou bien elle met les parties malades en relâchement, rend les os plus mobiles, et favorise leur déplacement, ou bien elle tiraille les ligaments en un point limité, toujours le même, qui ne peut tarder à céder, inconvénient que ne compense guère l'immobilité relative que s'est assurée le malade par cette attitude secondaire.

Enfin, les muscles péri-articulaires, agents actifs des attitudes, placent les leviers osseux dans des positions telles que certains groupes sont, grâce à la situation de leurs insertions, disposés pour réaliser leur maximum de puissance ; d'autres groupes, leurs antagonistes, sont placés dans des conditions d'action très défavorables. En outre, ces derniers muscles, déjà si mal partagés, deviennent parétiques, disparaissent à peu près comme agent actif ; il ne reste bientôt plus qu'un seul groupe agissant sans être contre-balancé, par tonicité et par contraction musculaire au début, bientôt par contracture, c'est-à-dire avec une force permanente et intense.

Ces muscles ainsi aidés dans leurs effets, puisqu'à la contraction volontaire fait suite une contracture involontaire, puis la rétraction fibreuse, n'ont plus pour leur résister qu'une capsule malade et affaiblie ; aussi se laisse-t-elle allonger lentement, d'une façon graduelle, jusqu'à ce que les extrémités osseuses l'ayant suffisamment distendue accentuent le sens de l'attitude de plus en plus, glissent l'une sur l'autre, s'abandonnent, se subluxent d'abord, et se luxent enfin : la capsule n'a pas besoin d'être déchirée ; le plus souvent elle est entière, dilatée seulement, et la luxation est intracapsulaire.

L'altération des ligaments et l'attitude vicieuse ont préparé la luxation : les muscles l'ont produite.

DES LUXATIONS PATHOLOGIQUES
DANS LES DIVERSES VARIÉTÉS D'ARTHRITES

Voilà, étudiée d'une manière très générale la pathogénie de la luxation pathologique dans une affection articulaire que nous avons simplement dite — arthrite — sans la spécifier autrement qu'en rejetant les altérations osseuses. Nous avons vu que des facteurs divers concouraient à produire les déplacements des leviers osseux ; or, il est naturel que ces éléments se balancent et se complètent entre eux, compensation véritable, agissant chacun avec plus ou moins d'intensité selon l'article, l'âge de l'arthrite, son degré d'acuité, et surtout sa nature. Aussi, allons nous maintenant examiner ce que la nature de l'arthrite apporte de spécial dans l'évolution pathogénique de la luxation.

Nous divisons les arthrites en quatre groupes : arthrites inflammatoires (traumatiques ou par propagation); rhumatismales (aiguës); infectieuses (pyohémie, fièvres éruptives, etc.); tuberculeuses. Cette dernière variété formant une transition naturelle pour l'étude des luxations dans ces mêmes arthrites alors que le processus tuberculeux a modifié les surfaces articulaires.

ARTHRITES INFLAMMATOIRES

J.-L. **Petit** intitule son mémoire : *Observations sur les chutes qui causent une luxation de la cuisse* et raconte qu'il fut appelé chez une dame tombée depuis deux mois, souffrant de la hanche où il trouva une luxation en haut et en dehors; et il fait remarquer que les chutes ou coups ne produisent pas cette luxation tout d'abord, mais en sont les causes occasionnelles.

C'est presque exclusivement à la hanche que s'observent ces luxations, plus rarement au genou, à l'épaule, au poignet. Ce sont des épanchements aigus, subaigus, beaucoup moins souvent chroniques qui amènent une distention de l'appareil ligamenteux; puis progressivement ou subitement à l'occasion d'un choc léger, d'un mouvement, ou même durant le sommeil, la luxation se trouve établie.

La forme typique de la luxation inflammatoire par hydarthrose abondante est très rare : il faut en effet un épanchement considérable pour supprimer le contact des deux surfaces articulaires, et une pression intra-articulaire longtemps prolongée pour compromettre la fixité de l'article. De plus, l'épanchement séreux ou séro-fibrineux ne modifie que bien faiblement la résistance des ligaments, et c'est par distension de la capsule intacte ou à peine modifiée que devient possible la luxation intra-capsulaire.

Le pus des pyarthroses traumatiques précoces peut conduire à une perforation capsulaire avant que les surfaces osseuses et les liens articulaires aient pu subir son influence dilatante. Dans ce cas, la tête sort par la fente de la capsule, la luxation est alors extra-capsulaire et se produit rapidement; mais si la capsule résiste, la pyarthrose amène le relâchement ou l'altération des ligaments et leur distension par accumulation de liquide ; l'influence du pus se fait d'autant mieux sentir que les tissus péri-articulaires, à l'état normal résistants et élastiques, sont devenus, du fait de l'arthropathie, friables et enflammés. Enfin, rappelons qu'il est deux ligaments, — rond de la hanche, croisé du genou, — que la suppuration atteint et détruit de bonne heure.

Il est un autre mode possible de déplacement, dont l'arthrite est encore la cause première : c'est la rétraction des ligaments enflammés entraînant les leviers osseux et les luxant dans les situations les plus diverses.

Quelques faits que nous rassemblons ici montrent les diverses conditions dans lesquelles se produisent les luxations :

Obs. VI (de Stanley). — *Luxation de la hanche six semaines après une chute.* Fille de quotarze ans; chute sur le côté externe de la cuisse droite : immobilité un mois. La malade commence à marcher, la cuisse gonfle et subitement devient plus volumineuse; on constate une luxation; on suppose rupture du ligament rond dans la chute et effusion du liquide dans l'article. La capsule a cédé graduellement et par son élongation a aidé la tête à passer hors de l'acétabulum sur l'os iliaque.

Cas d'arthrite traumatique à rapprocher de l'observation de J.-L. Petit.

Obs. (de Lesauvage). — Officier de trente-deux ans; se heurte la main au chien de son fusil; le poignet devient douloureux et gonflé. Six mois après de l'hydarthrose avait permis au carpe de glisser en avant du cubitus en exécutant un mouvement de rotation sur le radius qu'il n'avait pas quitté; luxation facilitée par l'écartement des surfaces articulaires, immédiatement produite par l'action prédominante des muscles fléchisseurs de la main.

Ici la distension par l'épanchement chronique doit être surtout mise en cause.

Obs. (de Malgaigné). — Femme de soixante-quatre ans. A soixante ans, chute; poignet tuméfié; abcès au côté radial. Un an après, déformation commençante qui augmenta; luxation complète au carpe en avant avec chevauchement de $0^m,01$. Cette luxation survient dans les arthrites purulentes et fongueuses du poignet lorsque la main a été négligemment abandonnée dans la pronation.

Variété rare de luxations, suite de pyarthrose : mais n'y avait-il pas de lésion osseuse?

Obs. (d'Yvonneau [1]). — Un terrassier fut enseveli sous un éboulement; l'épaule devint douloureuse et gonflée; on ne constata pas de luxation; le troisième jour survint de la fièvre; la douleur s'accrut; le sixième jour, la tête était luxée en avant de l'aisselle.

Luxation survenue bien rapidement dans le cours d'une arthrite traumatique : l'anatomie de l'article explique ce déboîtement qu'on ne retrouve dans nulle autre jointure aussi précoce.

Obs. (de Soden [2]). — Chute sur le coude. Pas de déplacement immédiat; au bout de trois semaines, luxation scapulo-humérale. Mort six mois après. Tête humérale remontée dans la cavité glénoïde, laissant libre un petit espace de la cavité glénoïde. Cette ascension s'explique très naturellement par la rétraction pathologique des ligaments; le tendon du biceps pour gagner son insertion glénoïdienne par le plus court chemin avait été obligé de glisser en avant.

Le mécanisme invoqué est exceptionnel : la rétraction du ligament avait-elle été cause de la luxation primitive? son évolution aurait en ce cas été bien rapide.

ARTHRITES RHUMATISMALES

Obs. III (de Stanley). — X..., femme de trente-deux, ans avait un rhumatisme de l'épaule gauche et de la hanche droite très douloureux. Après dix semaines de séjour strict au lit, elle voulut se lever et on constata une luxation de la hanche droite sur le mécanisme, et sur l'époque de laquelle la malade ne put donner aucun renseignement.

Depuis la publication du mémoire de Stanley, les exemples de luxation dans le cours du rhumatisme articulaire sont

1. Th. Paris, 1847.
2. *Med. Chir. Transact.*, t. XXIX, p. 212.

devenus nombreux. MALGAIGNE, BONNET, DOLBEAU en ont observé, et récemment M. VERNEUIL, dans la thèse de son élève DIDIER, et à la Société de chirurgie (1883) dans une communication que nous résumons ici, a insisté sur les causes et le mode de production de ces luxations.

Ici l'épanchement est peu considérable, et on a vu le genou se luxer, avec très peu de liquide : impuissant à lui seul et secondaire, l'épanchement tout au plus ramollit et relâche les liens articulaires, les distend et favorise ainsi la luxation. Notons ici que cette altération de la capsule, peu sensible au point de vue anatomique, semble être cependant assez forte au point de vue physiologique, car la distension est suffisante pour permettre la luxation bien plus vite que dans le cas d'arthrite inflammatoire : peut-être le rhumatisme a-t-il une action particulière sur les tissus fibreux articulaires. Les os sont intacts, mais l'attitude vicieuse est constante : la douleur que nous savons être la cause fréquente de ces positions étant vive.

C'est surtout dans le rhumatisme que se développent les troubles musculaires si importants dans la pathogénie de la luxation. La paralysie des extenseurs n'est dans nulle autre forme d'arthrite plus accusée ni plus précoce; peut-être même doit-on admettre jusqu'à un certain degré l'influence directe du rhumatisme sur l'élément contractile, une atrophie spéciale qui soit le propre du rhumatisme. GUBLER, dès 1864, dans la thèse de son élève BÉZIEL, insistait sur l'amaigrissement, la fonte du système musculaire dans le rhumatisme aigu.

En même temps se contracture le groupe opposé « avec une énergie d'autant plus grande que rien ne la contrebalance ». Ce qui caractérise cette classe d'arthropathie, c'est la rapidité de la paralysie et de la contracture agissant sur des liens articulaires (synoviale et ligaments) directement influencés par le rhumatisme, les segments osseux étant placés dans des situations déterminées, éminemment favorables aux déplacements.

Nous avons résumé l'observation de STANLEY; quelques autres exemples montreront dans quelles conditions se produisent les luxations rhumatismales.

Obs. VIII (du Mémoire de M. VERNEUIL). — Rhumatisme articulaire généralisé, le genou gauche est surtout pris. La flexion de la jambe sur la cuisse étant l'attitude qui soulageait le plus fut obtenue et maintenue par un gros coussin placé transversalement sous la jambe. Un matin on constate une subluxation de la jambe, proéminence des condyles et de la rotule avec glissement du plateau tibial en haut et en arrière; le déplacement s'était produit pendant la nuit, tout d'un coup, à la suite d'un soubresaut et d'une contraction musculaire énergique. Tous les ligaments fémoro-tibiaux très relâchés permettent de disloquer et de replacer les os avec la plus grande aisance.

Ici tout semble s'être réuni pour avoir rendu inévitable la luxation. Observation pleine d'intérêt au point de vue thérapeuthique.

Obs. (de KENDAL-FRANKS. [1]) — Fille de quinze ans; première attaque de rhumatisme aigu, guérie. A une deuxième attaque, qui cloue au lit la malade durant dix semaines, la hanche droite et l'épaule droite sont surtout atteintes. Pour soulager les douleurs, on place des coussins sous la hanche et les genoux; lorsque la malade essaie de se lever, la hanche présente tous les signes de la luxation.

Comme dans l'observation précédente, un coussin a soigneusement entretenu l'attitude vicieuse, il a pu soulager la douleur, mais a étrangement facilité la luxation.

Obs. (de STROMEYER [2]). — Jeune homme de dix-huit ans atteint de rhumatisme aigu, en particulier de la hanche ; il avait reposé complé-

---

1. *Spontan. disloc. of the hip.* — *Acad. of Med. in Ireland (Lancet,* july 7), p. 15, 1883.
2. *Handbuch der Chir.,* Bd I, 1844.

tement dans le décubitus latéral, et il était survenu une luxation sur le trou obturateur (pas d'autopsie).

Nous aurons à parler de cette variété de luxation à propos de la tuberculose osseuse (voir plus loin).

Obs. (de HANNON[1]). — Homme de quarante-cinq ans. Quelques années avant, rhumatisme du genou, de la hanche : il est pris de fièvre, inflammation scapulo-humérale ; dans la nuit du cinquième au sixième jour, douleur subite, intolérable, et le lendemain tête luxée sous l'apophyse corocoïde dans l'aisselle.

A rapprocher comme exemple de luxation rapide, du cas d'YVONNEAU observé dans le cours d'une arthrite inflammatoire.

ARTHRITES INFECTIEUSES

Nous n'avons pas à montrer ici l'arthrite dépendance d'une infection générale : pyoémie, fièvre éruptive, puerpéralité, ostéomyélite, etc.; il est admis de tous que ces pyrexies peuvent s'accompagner de localisation articulaire, d'arthrite aiguë ou subaiguë, séreuse, inflammatoire, analogue au rhumatisme, ou bien au contraire d'arthrite purulente.

Ces arthrites purulentes que l'on observe dans quelques épidémies de scarlatine, variole, rougeole, sont exceptionnelles dans la fièvre typhoïde ; elles s'accompagnent des lésions décrites à l'étude des pyarthroses traumatiques ; la luxation y est assez rare en raison de la gravité de la maladie entraînant rapidement la mort ou un traitement approprié qui met à l'abri de la luxation consécutive.

Dans les inflammations articulaires métastatiques à forme séreuse, la luxation est habituelle, précoce, subite, d'au-

1. *Rev. med. chir.*, t. X, p. 105.

tant plus inattendue que l'arthrite a évolué sourdement, sans douleur, la luxation est souvent le premier symptôme : pour cette cause, nous sommes assez peu renseignés sur les phénomènes — attitudes, troubles musculaires — qui la précèdent.

LUXATIONS DANS LA FIÈVRE TYPHOÏDE

C'est dans la fièvre typhoïde, et à la hanche que ces luxations sont les plus fréquentes : leur étude nous servira de type; on peut leur comparer facilement les luxations des autres fièvres éruptives, beaucoup plus rares du reste.

A. COOPER avait signalé une luxation de l'épaule, et BOYER une luxation des deux fémurs dans une fièvre essentielle; LORINSER, SCHÖTTEN avaient cité des observations de luxations de la hanche coïncidant avec la fièvre typhoïde, lorsque HELWIG, réunissant douze observations, en fit le sujet de sa thèse inaugurale, la première monographie sur les luxations typhoïdiques. Depuis cette époque, les observations se sont multipliées. Nous relevons parmi les plus intéressantes : ROSER, WILMS, luxation bilatérale de la hanche; STROMEYER, tibia luxé en arrière ; ERICHSEN les deux épaules et les deux hanches luxées spontanément au cours d'un typhus abdominal, etc.

GUTERBOCK qui récemment a consacré aux luxations typhoïdiques une étude intéressante, croit qu'elles sont « extraordinairement plus rares » qu'on ne l'a admis jusqu'à présent. C'est ainsi qu'à l'hôpital général de Vienne, sur une série de 3130 cas de typhus, on ne relève que 2 arthrites. WILLIAM KEEN a pu cependant relever 43 cas d'arthrite au cours de la fièvre typhoïde : trente fois il y eut luxation spontanée : vingt-sept fois à la hanche, deux fois à l'épaule, et une fois au genou.

L'arthrite typhoïdique est poly-articulaire ou mono-articulaire ; secondaire et plus tardive dans le premier cas, elle est habituellement précoce lorsqu'elle ne frappe qu'un seul article, et se localise alors sur les grosses articulations : la hanche, le genou, le pied, l'épaule par ordre de fréquence.

Comme causes adjuvantes de la luxation nous rappellerons : « la faiblesse et l'épuisement des sujets, leur maigreur, l'émaciation musculaire, l'extinction presque complète des réactions vitales entraînant le relâchement des tissus articulaires. Qu'une puissance même faible agisse alors sur un long bras de levier, presse sur les ligaments, elle pourra les distendre et produire la luxation. Toutes ces conditions se trouvent réunies chez le typhique qu'on transporte d'un lit à un autre ; la main placée dans le creux des jarrets entraîne la flexion des cuisses sur le bassin, condition favorable pour la luxation ; et si l'un des membres est plus élevé que l'autre et est porté un peu brusquement dans l'adduction, comme cela n'est que trop possible, la luxation ilio-ischiatique peut très bien être produite » (CAPELLE).

Citons encore pour expliquer le relâchement des liens articulaires, « les altérations que la fièvre typhoïde détermine dans la fibre musculaire en général. L'explication est admise pour l'épaule qui se luxe assez fréquemment dans ces circonstances ; elle pourrait également être admise pour la hanche et les autres articulations » (TRÉLAT).

Ces luxations produites sous l'influence de la dégénérescence musculaire, appelées myopathiques (STREUBEL), sont possibles ; mais la rapidité de la marche est en faveur de l'idée d'un épanchement, ce que confirment quelques autopsies où l'on a constaté l'inflammation de la synoviale, la dilatation capsulaire et l'épanchement.

Les observations qui suivent montrent l'intervention de causes différentes et leur résultat.

Obs. (de Guterbock). — Enfant de dix ans atteint de dothiénentérie. Dès la deuxième semaine, douleurs articulaires ; à la quatrième semaine, douleurs localisées au genou et à la hanche qui deviennent volumineux. A la sixième semaine le malade ramène fortement son genou contre l'abdomen. A la neuvième semaine luxation iliaque gauche.

A noter dans ce cas la lenteur de l'évolution.

Obs. (de Meyerhoff *in* Guterbock. — Au lazaret de garnison de Göttingen, chez un soldat, à la quatrième semaine d'un typhus abdominal, se produisit une luxation sous-coracoïdienne dans un mouvement qu'il fit pour se relever.

Obs. VI (de Dittel). — Un garçon de seize ans avait eu huit mois auparavant une fièvre typhoïde à la suite de laquelle il avait gardé une position particulière du membre droit ; ce dernier était raccourci, la cuisse et la jambe en flexion, en adduction et rotation en dedans. Le cotyle était vide, on sentait la tête fémorale au voisinage de la grande échancrure sciatique : contracture d'une grande partie des muscles articulaires.

Dittel dit que cette luxation spontanée est due à la dégénérescence graisseuse des muscles dans le typhus. C'est possible, mais c'est une interprétation : le fait n'a pas été constaté.

Obs. III (de Capelle). — Garçon de quinze ans. Le 20 octobre fièvre typhoïde, le 15 novembre le malade souffrit de la hanche et de la cuisse droite ; ces douleurs s'étaient déclarées après qu'on eût porté le malade d'un lit sur un autre. On constata : flexion de la cuisse sur le bassin, membre dans l'adduction, tête fémorale dans la fosse iliaque externe.

L'observation suivante est une des plus curieuses en raison du mécanisme spécial qui a présidé à la luxation :

Obs. (de Franz Seitz). — Étudiant, dix-neuf ans ; fièvre typhoïde le 1er janvier. Guérison. Le 8 mars, douleurs violentes dans l'extrémité inférieure gauche ; le pied est tourné en dedans ; le 12, on reconnaît une luxation du fémur gauche en haut et en arrière ; le membre est fléchi en adduction et rotation en dedans. Dans ce cas particulier la tête fémorale, sous l'influence du décubitus abdominal, c'est-à-dire dans l'extension complète des membres inférieurs, exerçait une compression constante sur un point du bourrelet cartilagineux, d'où la perte de l'élasticité pour ce dernier, l'allongement et peut-être l'atrophie. La tête a pu facilement sortir du cotyle, le ligament rond et la capsule allongés n'ont offert aucune résistance ; les muscles de la partie postérieure ont tiré le fémur en haut et en arrière, d'autant plus que leurs antagonistes, par la pression du décubitus, étaient troublés dans leur nutrition et leur fonction.

Voici enfin une luxation survenue dans le cours d'un pseudo-rhumatisme infectieux chez un convalescent de fièvre typhoïde.

Obs. (de Verneuil). — Fille de dix ans. En juillet 1873, fièvre typhoïde. Dans la convalescence, attaque de rhumatisme généralisé (de pseudo-rhumatisme, si l'on veut) se localisant dans le pied et la hanche gauche. Gonflement des articulations affectées. Attitude très vicieuse du bassin et des membres. Du onzième au douzième jour après le début de cette complication, les douleurs, qui auparavant étaient très vives, se calment presque instantanément, et l'enfant qui jusqu'alors était restée couchée sur le côté sain, avec toutes les articulations des membres inférieurs fléchies et le tronc plié en deux, peut s'asseoir dans son lit. On reconnaît à ce moment que la tête du fémur gauche a abandonné le cotyle et s'est luxée dans la fosse iliaque externe (adduction, flexion, rotation en dedans, ascension du bassin, etc.).

Nous pourrions citer ainsi des observations survenues durant l'évolution ou la convalescence d'autres pyrexies infectieuses ; nous l'avons déjà dit, elles sont beaucoup plus rares, aussi nous bornons-nous à les signaler. Leur pathogénie ne présente d'ailleurs rien de spécial ou de notablement différent de ce qu'on observe dans la fièvre typhoïde.

Nous terminerons cette étude des luxations dans les arthrites infectieuses en faisant remarquer qu'après la fièvre typhoïde c'est la scarlatine qui fournit le plus grand nombre de déplacements articulaires.

Nous en rapportons deux exemples :

Obs. VII (de Dittel). — Un enfant de neuf ans eut une grave fièvre scarlatine. La convalescence traîna en longueur; surdité, otite purulente, impotence fonctionnelle des extrémités inférieures. Lorsque le malade fut conduit à Vienne, on constata à droite une luxation du fémur en haut et en dehors, avec contracture de la cuisse, et à gauche contracture de la hanche et du genou. On ne put apprendre si cette luxation était due à une coxitis antérieure, ou bien à une pure action musculaire par la situation du malade.

Obs. (de Guterbock). — Un enfant de sept ans avait eu une fièvre scarlatine; trois mois après on constata une luxation qui s'était développée en quelques semaines avec des symptômes aigus sans suppuration ni destruction articulaire, par la seule distension capsulaire.

ARTHRITES TUBERCULEUSES

Les maladies tuberculeuses des articulations présentent un grand nombre de variétés : qu'elles débutent par la synoviale et y restent longtemps localisées; ou bien par les extrémités osseuses, le processus n'a point de marche uniforme, affecte des types divers que nous allons successivement examiner.

L'hydarthrose tuberculeuse se présente dans les diverses formes de synovite tuberculeuse, et bien des cas d'hydarthroses chroniques qu'on croyait purement inflammatoires doivent rentrer dans ce groupe. L'exsudat n'est ici qu'un phénomène secondaire, variable, augmentant ou disparaissant, de quantité modérée, rarement abondant, séreux ou fibrineux avec grains riziformes, et dont la caractéristique est sa reproduction rapide; il est commandé par une lésion plus importante : l'épaississement de la synoviale tuberculisée.

Kœnig n'a « jamais observé de flexion pathologique dans l'hydropisie articulaire tuberculeuse ». Chez six malades qu'il a observés (hydarthrose tuberculeuse du genou) le membre était étendu, et les mouvements libres; fait particulier, même en cas de guérison, le sac synovial ne revient jamais à l'état normal comme dans l'hydarthrose simple.

On comprend très bien que dans l'hydarthrose tuberculeuse, les luxations puissent se produire : elles paraissent rares cependant; le peu de retentissement sur l'appareil musculaire nous paraît être une cause importante de l'absence de ces déplacements.

Dans certaines formes d'arthrite fongueuse, relativement bénignes et ne s'accompagnant pas de suppuration, les parties fibreuses articulaires enflammées et relâchées perdent leur résistance. S'il s'établit une attitude qui comprime ou tiraille une partie de cette capsule, elle se laisse distendre lentement, progressivement, et l'extrémité articulaire se déplacera.

On rencontre cette variété, dont la nature tuberculeuse a souvent été constatée, à la hanche, au genou ; et bien que les surfaces articulaires restent intactes, la luxation se produit. Au genou par exemple, selon que le malade est en décubitus dorsal ou latéral on voit se produire, par le poids de la tête du tibia, et l'action des muscles surtout, une subluxation en arrière ou en dehors ; on peut suivre des yeux l'allongement du ligament rotulien. A l'épaule, on observe aussi des subluxations par la distension ligamenteuse. VOLKMANN, auquel nous avons emprunté cette description, cite une luxation totale de la main, après une arthrite chronique sans carie.

DEUXIÈME CLASSE

LUXATIONS PAR ALTÉRATIONS DES EXTRÉMITÉS OSSEUSES.

Dans cette classe la lésion osseuse est devenue la condition pathogénique dominante. Étant connues les lésions osseuses, les rapports nouveaux des leviers articulaires se déduisent facilement, et ici surtout, faire l'anatomie pathologique de l'article sera en même temps indiquer la pathogénie de la luxation.

Chaque processus imprime à l'os qu'il envahit des modifications différentes, particulières, véritablement spécifiques, et tous ces caractères se retrouvent dans le type clinique de luxation qu'il entraîne. Aussi allons nous prendre pour base de classification non plus la forme de la lésion, mais sa nature même ; et au lieu de décrire des luxations par usure, destruction, hypertrophie, etc., notre division sera en luxation par altérations osseuses dans la tuberculose, le rhumatisme, l'ataxie, la syphilis.

LUXATIONS DANS LA TUBERCULOSE

Dans un mémoire lu à l'Académie de chirurgie, Sabatier, en 1774, décrivait d'après des observations personnelles « une luxation consécutive du fémur produite par la suppuration d'une partie du tissu spongieux de l'os des îles et destruction des bords de sa cavité articulaire ».

Plus heureuse que celle de J.-L. Petit, cette théorie fut moins vivement attaquée : c'était un commencement d'analyse et de division dans le groupe des luxations pathologiques dont le mécanisme est si loin d'être uniforme. Cette théorie était aussi plus facile à comprendre, reposait sur des faits matériels souvent grossiers et de toute évidence; aussi fut-elle admise, comme elle l'est aujourd'hui encore, par la plupart des chirurgiens, et regardée comme cause principale de certaines luxations.

Les lésions de la tuberculose articulaire ne se bornent pas à un épanchement de liquide et à un épaississement de la synoviale ; l'os est aussi atteint, primitivement ou consécutivement, et sous l'influence du processus morbide s'altère dans sa forme, son volume. Des foyers de tuberculose s'ouvrent au niveau des surfaces articulaires, érodent les os, les détruisent, et deviennent causes de désordres influant beaucoup sur les déformations et luxations pathologiques; les ligaments se détruisent, ou bien se rétractent et limitent les mouvements, la synoviale devient granuleuse, des abcès péri-articulaires affaiblissent encore les liens de contention, et les muscles contracturés — car c'est surtout dans la tuberculose articulaire que la contracture s'observe et presque constamment — déplacent sans grande difficulté les leviers osseux.

LUXATIONS DE LA HANCHE

Pouvant se rencontrer dans toute arthrite tuberculeuse, les lésions osseuses le plus étudiées, le mieux connues sont celles de l'article coxo-fémoral. Les déplacements qu'elles entraînent sont assez fréquents; longtemps même la luxation dans la coxalgie tuberculeuse fut considérée comme constante au point que les deux termes étaient synonymes.

LARREY[1] combattit cette croyance erronée; il montra que les variations de longueur du membre, d'après lesquelles on a longtemps conclu à la luxation, et dont on connaît aujourd'hui la cause et le mécanisme véritables, n'étaient point des signes suffisants pour affirmer le déboîtement de la hanche. La coxalgie peut, en effet, entièrement évoluer sans que les surfaces articulaires perdent leurs rapports; mais il n'est point rare non plus de rencontrer des déplacements incomplets, des subluxations, des luxations même, dans le cas de tuberculose ancienne de l'article coxo-fémoral.

La coxalgie tuberculeuse se présente sous trois formes : capsulaire — très rare, elle peut être cause de luxation, et

---

1. *Campagnes et Mémoires de chirurgie militaire*, t. IV, p. 394.

son étude rentre dans le chapitre de l'hydarthrose tuberculeuse, — cotyloïdienne et fémorale.

Pour mieux ordonner notre étude, nous conserverons cette division basée sur la prédominance des lésions et surtout le début de l'affection dans l'une ou l'autre pièce articulaire. Nous étudierons complètement, dans chaque extrémité osseuse, le processus tuberculeux, sa marche envahissante, les altérations extrêmes qu'il entraîne, sans oublier que la destruction simultanée des surfaces articulaires est le cas le plus ordinaire, l'intégrité absolue de l'une d'elles — alors que l'autre se détruit — étant la très rare exception.

Lésions de l'os coxal

Deux formes principales s'y rencontrent : ou bien le cotyle s'agrandit excentriquement, et la tête très mobile est encore contenue dans une cavité articulaire modifiée et plus spacieuse, ou bien les bords sont usés, détruits, et la tête profite de cette brèche pour se déplacer, tout ou partie, hors de la cavité cotyloïde.

LUXATION INTRA-ACÉTABULAIRE

Nous savons que dans l'arthrite chronique, et surtout d'origine tuberculeuse, la cuisse est portée en flexion, adduction et rotation en dedans : la tête du fémur exerce sur la capsule et le rebord cotyloïdien, à leur partie postérieure et supérieure, une pression d'autant plus énergique que les muscles sont contracturés. La contracture qui n'était au début que l'effet de l'arthropathie articulaire devient à son tour cause de désordres nouveaux et de la plus haute importance, par ce fait seul qu'elle détermine sur les surfaces articulaires une pression anormale.

Aux points de contact, souvent atteints d'ostéite raréfiante, à aréoles remplies de fongosités, se développe « un décubitus ulcéreux », véritable résorption osseuse qui s'établit rapidement dans les parties articulaires qui ont à supporter la plus forte pression, traumatisme constant d'autant plus énergique qu'il est plus limité. Ce phénomène d'usure est pour ainsi dire un processus physique, et les travaux de Volkmann, de Kœnig nous apprennent que « l'ulcération des os peut se faire en l'absence de toute affection tuberculeuse primitive des os ». Quelquefois cependant apparaissent des foyers tuberculeux qui hâtent la marche de la lésion et l'aggravent.

Le cotyle, comme repoussé par la tête fémorale, s'agrandit en arrière et en haut, et de circulaire devient allongé, ovoïde. Mais à mesure que le sourcil s'affaisse, le fond de la cavité cotyloïde s'exhausse; et tandis que la tête articulaire exerce son action destructive sur le bord cotyloïdien, s'y creuse même parfois une cavité nouvelle, l'ostéite productive tend à la formation d'une vaste terrasse sur ses environs : des ostéophytes en arrière du cotyle, « arqués, longs, obliquement dirigés de bas en haut, hérissent le pourtour de la cavité[1] ». Grâce à cet accroissement elliptique, la cavité peut se développer en arrière et en haut, et cet allongement peut acquérir de grandes dimensions. Dans un cas de coxalgie observé par Ernst Blasius, le diamètre de la cavité cotyloïde atteignait 3 pouces 1/4.

De son côté, la tête fémorale subit des altérations semblales. Elle s'aplatit, se déforme, diminue de volume, s'adapte pour ainsi dire aux surfaces sur lesquelles elle repose, et entraînée par les muscles suit la paroi du cotyle

---

1. Poulet et Bousquet, *Pathologie externe.*

qu'elle chasse devant elle, abandonne ses rapports normaux, laisse libre la partie antéro-inférieure de la cavité articulaire : c'est ce que l'on a appelé « migration de l'articulation ». Il n'y a pas, à proprement parler, luxation, —la tête du fémur rapetissée ne semble pas avoir abandonné la cavité cotyloïde dont les dimensions sont parfois énormes : c'est un « déplacement intra- acétabulaire ».

La capsule peut ne pas être rompue dans ces cas de cavité articulaire si anormale. MAISONNEUVE croyait cette rupture nécessaire, erreur qu'ont permis de relever des résultats de nécropsie, à moins que l'on ne veuille considérer comme rupture le détachement de la capsule de ses insertions sur l'ilion ; sans doute, à mesure que le processus tuberculeux évolue, il détruit molécule à molécule les points d'insertion de la capsule, mais celle-ci bien que détachée de l'os ne présente pas de solution de continuité véritable, les parties voisines concourent à la formation de la cavité articulaire et suppléent le manchon fibreux sans interruption bien nette.

Dans une observation de BRODIE, nous trouvons très nettement notées les particularités que nous venons de signaler.

OBS. XXXIII. — Homme : les cartilages sont détruits par la carie ; le ligament rond a disparu ; le ligament capsulaire et la synoviale sont très dilatés, et supérieurement leur attache à l'os est poussée en haut, de telle sorte que bien que la tête du fémur ne se trouve pas profondément dans la cavité cotyloïde, elle est encore dans la cavité de l'articulation.

LUXATION ILIAQUE

Mais l'usure ne s'accompagne pas toujours de productions osseuses contribuant à former une nouvelle cavité de réception pour la tête du fémur à mesure que le processus tuberculeux détruit le rebord cotyloïdien. L'usure peut être limitée avec de l'ostéite raréfiante, si bien que le crochet

FORGUE et MAUBRAC.   7

cotyloïdien s'efface, la barrière qui retenait la tête du fémur disparaît sans laisser de trace, ni aucune production qui la supplée. Toujours commandée par la pression qu'exerce la tête du fémur, cette usure se développe encore à la partie postéro-supérieure, point normalement déjà le moins résistant, et « la cavité cotyloïde érodée, usée, élargie, laisse glisser la tête du fémur en haut et en dehors comme sur un plan incliné[1] ».

Tandis que la tête accomplissait une migration lente, insensible dans le déplacement intra-acétabulaire, ici c'est le plus souvent un traumatisme, — LARREY le croyait indispensable, — un mouvement brusque dans le lit, qui complètent l'œuvre de la carie et des contractures musculaires, aident la tête à franchir un faible obstacle et à quitter la cavité cotyloïde.

La capsule est d'ordinaire déchirée en haut et en arrière de façon à liver passage à la tête du fémur. Cependant elle peut ne pas céder, être assez résistante pour empêcher la luxation complète, et la tête repose à cheval sur les débris du sourcil ; elle s'y creuse une cavité nouvelle ou bien se creuse elle-même d'une rainure qui reçoit le rebord cotyloïde, jusqu'à ce que l'usure marchant de part et d'autre ait suffisamment déformé ou détruit ces surfaces, pour que le déplacement complet soit possible, ce que favorise encore l'altération croissante de la capsule.

Cette évolution extrême n'est point fatale ; elle est même rare, et la luxation incomplète, « phénomène intermédiaire entre l'évasement du cotyle et la luxation complète, termine souvent la série des déplacements observés dans la coxalgie[2] ».

La tête luxée peut s'éloigner beaucoup de la cavité où elle

1. MARTIN et COLLINEAU.
2. MATHIEU et STRAUSS, Art. COXALGIE, in *Dict. Dechambre*, 1re série, t. XXII.

était contenue primitivement. ERNST BLASIUS cite des cas où la tête fémorale était portée très près de la crête iliaque, de telle façon que le bord supérieur du nouveau cotyle n'était éloigné du bord iliaque que de 1/4 de pouce. VOLKMANN, dans un cas analogue, trouva cette distance moindre encore : le petit trochanter était placé au niveau du bord postéro-supérieur du vieux cotyle.

Les deux variétés de déplacements que nous venons d'étudier sont les plus fréquentes ; leur pathogénie étant connue, il nous suffira d'indiquer brièvement les autres luxations que l'on observe à la hanche ; les phénomènes d'usure osseuse, de contraction musculaire, jouent toujours le rôle principal. — L'usure de l'os, nous y avons déjà insisté, est sous la dépendance directe de l'attitude et de la pression qu'elle localise en un point spécial ; si donc l'attitude change, la pression se répartira sur des points différents ; l'usure variera de place comme la cause qui la détermine, et dans ce nouveau siège du maximum de pression créera à la tête du fémur une voie de facile luxation.

La contracture musculaire pourra donc être incriminée dans le plus grand nombre des cas de l'attitude vicieuse, par suite de l'altération osseuse limitée et de la luxation comme terme ultime, tous résultats dus à son action, à sa persistance, à son énergie.

Nous avons, dans une autre partie de ce travail, essayé de démêler les causes des diverses attitudes de la hanche ; si nous avons pu donner quelques explications sur la flexion combinée à l'adduction ou à l'abduction, il est d'autres positions intermédiaires dont les causes déterminantes sont plus obscures, soit qu'on invoque une altération isolée au début, de la capsule, de l'os, ou tout autre motif. Nous n'avons pas à revenir ici sur ces faits, nous prendrons sans discussion nouvelle les attitudes intermédiaires ou extrêmes que l'on rencontre, et les examinerons au point de vue des déplacements qui peuvent survenir.

LUXATION ISCHIATIQUE

La flexion forcée de la cuisse localise la pression en bas et en arrière de la cavité cotyloïde avec sa conséquence : usure et atrophie, et la tête fémorale tend à s'échapper vers la grande échancrure sciatique. ROUX, GIBERT ont observé ce déplacement.

Ici encore la luxation peut être « intra-acétabulaire ». ERNST BLASIUS[1] cite, par exemple, un cas dans lequel on trouva à l'autopsie migration de la cavité cotyloïde près de l'échancrure sciatique. — Ou bien il y a luxation véritable, la tête étant située « à côté de l'échancrure sciatique ; immédiatement au-dessus de la tête est l'obturateur » (GURLT). Le déplacement est même plus considérable dans un cas de RICHET : « La tête est dans l'échancrure sciatique, recouverte par les fessiers et en partie dans la cavité du bassin[2]. »

LUXATION CENTRALE

La flexion modérée — lorsque l'affection est d'ailleurs rapide et que tous les muscles péri-articulaires contractés laissent le membre dans une position intermédiaire à l'adduction et à l'abduction — localise la pression au centre du cotyle : elle y détermine le processus d'usure dont le résultat est ici spécial, une perforation « débutant au point de jonction des parties primitives de l'os iliaque » qui donne pas-

---

1. Obs. n° XIX.
2. RICHET, *Lux. spont. du fémur dans l'échancrure sciatique*, in *Gaz. des Hôp.*, 20 janv. 1880, p. 57.

sage à la tête du fémur : luxation centrale. Ajoutons que le début de la tuberculose par la cavité cotyloïde est une condition adjuvante dont il faut ici tenir le plus grand compte.

LUXATION OBTURATRICE

Dans cette variété de luxation qu'a mentionnée HIPPOCRATE, nous ferons remarquer que la lésion osseuse, comme cause productrice, est de bien peu d'importance si même elle joue un rôle véritable. Nous ne connaissons pas d'observation dans laquelle on ait décrit l'évolution de l'ostéite du cotyle telle que nous l'avons déjà étudiée pour la luxation iliaque. PORTAL qui avait observé sur cinq sujets (trois fois il y eut autopsie) cette luxation obturatrice et, n'ayant rencontré que celle-là, la considérait comme la plus fréquente — ne dit pas avoir trouvé de destruction de l'os.

Pour STROMEYER[1], la luxation dans le trou ovale ne s'observerait que dans les cas où les accidents sont très modérés et parlent plutôt en faveur d'une altération rhumatismale de la capsule articulaire que pour une scrofulose osseuse. MARTIN et COLLINEAU paraissent attacher peu d'importance à la destruction du crochet cotyloïdien, quand ils admettent que l'attitude en abduction se rencontre de préférence dans la forme capsulaire de la tuberculose. La rétraction inflammatoire des faisceaux fibreux de la capsule, la contracture et rétraction des muscles, l'épanchement seraient les facteurs étiologiques du déplacement.

Cela nous enseigne que les altérations osseuses sont relativement rares dans cette forme de luxation, et que l'épanchement articulaire, le gonflement du paquet adipeux et du cotyle, suffisent seuls presque toujours à sa production.

---

1. *Handbuch der Chir.*, Bd. I, 1844. Nous avons (p. 84) rapporté une observation de cette variété de luxation empruntée à Stromeyer.

LUXATION SUPRA-COTYLOÏDIENNE

La luxation en haut, ou supra-cotyloïdienne, a été particulièrement étudiée par RICHARD BLASIUS dans sa thèse inaugurale ; il semblerait que cette luxation est plus fréquente qu'on n'est disposé à le croire. La position — extension — dont l'effet est de tirailler les ligaments à la partie antérieure et de faire saillir la tête du fémur vers la partie antérieure et supérieure du sourcil cotyloïdien, est rare : aussi n'est-ce point le seul facteur de l'usure à ce niveau.

Le tubercule aime les tissus jeunes, et en ce point — partie antérieure et supérieure — est encore le reste du cartilage ilio-pubien, lieu de faiblesse que le tubercule souvent envahit au début. DHOURDIN[1] insiste sur ce mode d'invasion chez les enfants : la tuberculose commence par attaquer la cavité cotyloïde, et « cela au niveau de son arc de cercle antéro-supérieur, près de la branche ilio-pubienne ». Cette lésion est aussi très commune chez l'adulte.

Sur de nombreuses pièces déposées au musée du Val-de-Grâce, M. POULET nous a montré la fréquence des altérations à ce niveau ; et il appelait notre attention sur la conséquence toute particulière qu'entraînait au point de vue de la pathogénie de la luxation cette marche du tubercule vers la partie supérieure : localisée au début entre l'épine iliaque antérieure et inférieure et l'éminence ilio-pectinée, la lésion diffuse bientôt, envahit l'épine antérieure et inférieure, détruit par suite les faisceaux ligamenteux qui s'y insèrent.

Mais qu'on ne l'oublie pas, cette saillie osseuse est la clef de résistance de l'article ; là, s'insère le ligament en Y de BIGELOW, de rôle si prépondérant dans les luxations trau-

1. *Coxalgie cotyloïdienne* (Th. Paris, 1883).

matiques. Cette insertion détruite, le fémur n'est plus retenu que par les fibres postérieures — les plus faibles — de la capsule, qui n'opposeront qu'une résistance insignifiante; aussi lorsque l'insertion supérieure du ligament en Y a disparu, la luxation consécutive devient-elle facile, et dans quelques cas, elle a pu, comme dans la luxation traumatique, être dite « folle ». Une pièce recueillie par M. POULET montre la destruction de l'épine iliaque antérieure et supérieure avec luxation en haut du fémur et formation, non point d'une cavité articulaire nouvelle, mais d'une surface large de plus de la moitié de l'os iliaque sur laquelle roulait sans frein la tête fémorale luxée.

Sur une pièce examinée par ERNST BLASIUS [1], le cotyle est surtout altéré dans sa partie supérieure; le rebord, dans sa moitié supérieure, est carié, perforé entre l'épine iliaque et la tubérosité pectinée; la partie inférieure de l'épine a disparu; la tête fémorale luxée est détruite au point correspondant de sa convexité. Deux observations de GURLT se rapportent à cette variété de luxation : dans un cas, la tête articulaire était passée à travers une déchirure capsulaire.

Luxée en haut, la tête fémorale peut être portée en dedans et venir se loger, non plus dans la fosse iliaque externe, au-dessus du cotyle, — comme nous venons de le décrire, — mais sur le rebord de l'os iliaque, sur le pubis. Dans un cas de NÉLATON, la tête du fémur était appuyée sur le rebord de l'os iliaque, entre l'épine iliaque antérieure et inférieure, et l'éminence ilio-pectinée, au-dessous du psoas iliaque.

Il est enfin une variété très rare, que nous mentionnerons seulement, c'est la luxation en bas, sur l'ischion.

---

1. No 17 de sa collection.

Lésions du fémur

Jusqu'à présent nous n'avons considéré dans les altérations de la tête fémorale que les lésions d'usure dans les points qui correspondaient aux parties comprimées du cotyle ; elles n'étaient que secondaires, accessoires : il n'en est pas toujours ainsi.

La tuberculose fémorale primitive, si complètement étudiée par VOLKMANN, par JUDSON[1], débute ordinairement au centre de la tête, progresse de dedans en dehors, déforme quelquefois la partie atteinte au point de la luxer. Les désordres osseux peuvent être considérables : la carie envahissant la tête fémorale la détruit progressivement tout entière, le col lui-même disparaît en partie, et on ne trouve plus qu'une synoviale couverte de tubercules, dans la cavité articulaire du pus contenant quelquefois des parcelles osseuses, — souvent, le fait est remarquable, il ne reste pas trace de l'os ancien, — et du côté du fémur une surface infiltrée de tubercules, formée par le col privé de la tête, parfois par le grand trochanter. Il n'est point rare d'observer la séparation de l'épiphyse supérieure du corps du fémur ; cette partie osseuse atrophiée et nécrosée, contenue dans la cavité articulaire, y est libre, ou bien quelquefois est fixée à l'os coxal par le ligament rond incomplètement détruit.

PALETTA, qui reconnaissait dans la luxation pathologique toute l'importance des lésions osseuses, avait rencontré des déplacements par destruction de la surface articulaire du fémur, et dans quelques cas, avait noté l'intégrité du cotyle. On observe, en effet, assez fréquemment cette intégrité de

---

1. *Anat. path. de la Coxalgie*, in *New-York Med. Journ.*, juillet 1882.

la cavité cotyloïde avec une destruction complète de l'extrémité fémorale.

A ces faits d'absorption de la tête, laissant le champ libre au col fémoral devenu articulaire, on ne peut guère appliquer le mot de luxation : dislocation conviendrait mieux.

Chez les enfants les os composant la cavité articulaire subissent de fortes modifications évolutives. L'inflammation et la pression, agissant sur la cavité cotyloïde et le fémur, entraînent des déformations dont le développement est relativement rapide : la tête fémorale cartilagineuse, le col incomplètement ossifié et relié au grand trochanter par du cartilage, sont facilement séparés et détruits. D'une manière générale, les luxations coxalgiques sont plus fréquentes chez les enfants que chez les adultes.

Quelques observations que nous rapportons ici nous dispensent d'insister davantage sur cette variété intéressante d'altérations et de déplacements osseux.

Obs. (de Burst [1]). — Enfant de huit mois; luxation obturatrice; il semble qu'il y ait eu ostéite du col et de la tête fémorale; la tête était complètement détruite, le col réduit à un moignon, la capsule largement perforée à sa partie inféro interne et par cette perforation la cavité articulaire communiquait avec un abcès ilio-fémoral : il y avait intégrité absolue de la cavité cotyloïde.

Obs. (de Fergusson [2]). — Garçon de quatre ans. Chute et contusion de la hanche droite : abcès incisés. Résection. La tête du fémur, dont la plus grande partie a disparu, est partiellement luxée : le cartilage est détruit, une large portion de l'os est absorbée; l'acétabulum est parfaitement sain.

Obs. (de Bowman [3]). — Fille de six ans. Paraît avoir une luxation de la hanche, suite d'arthrite suppurée. La jambe gauche est beaucoup plus courte que la droite; le grand trochanter est proéminent et très près de la crête iliaque. Résection. La tête et le col du fémur sont nécrosés et libres dans une excavation sur la surface interne du grand trochanter : le bord de la cavité n'est plus reconnaissable.

1. *Rust Magazin.*
2. *Lancet*, 26 janvier 1861, p. 84.
3. *Lancet*, 2 février 1861, p. 108.

Luxations par modification de volume ou de capacité
des pièces articulaires

Après avoir étudié les lésions tuberculeuses des extrémités
articulaires et leur influence sur les luxations, examinons la
valeur d'hypothèses que nous avons signalées dans notre
historique : — disproportion de volume entre la tête et le
cotyle par tuméfaction de la tête du fémur, par oblitération
de la cavité cotyloïde. C'est, pour ainsi dire, des variétés
de transition que nous aurions pu déjà étudier, car s'il y a
plus qu'une altération (tuberculeuse ou autre) de la synoviale, l'os n'est pas détruit. Mais nous eussions craint
de rompre, par l'examen de faits exceptionnels, l'unité qui
rattache entre elles les luxations tuberculeuses, que l'os soit
intact ou altéré.

Ces causes pathogéniques ne rentrent pas dans la division,
tout à fait artificielle, nous en sommes convenus, adoptée
pour ce travail ; la nature presque toujours tuberculeuse de
la lésion nous autorise cependant à en placer l'étude à ce
chapitre.

DIMINUTION DE CAPACITÉ DU COTYLE

Portal, étudiant la luxation de la cuisse par une cause
interne, essaya de démontrer que la tête du fémur était
expulsée du cotyle par la tuméfaction de la glande synoviale,
affectée du vice scrofuleux, et, visant l'explication de J.-L.
Petit, « sans que l'inflammation, ni des chutes, ni des efforts
aient contribué en rien à la production de cet engorgement. »
La tête chassée sur le bord de la cavité cotyloïde glissait
dans le trou ovale : trois autopsies, avec déplacement en

dedans et en bas, — luxation ovalaire — lui firent prétendre que c'était la seule luxation qui existât.

Bichat, dans les leçons de Desault, considère la tuméfaction des cartilages comme cause de la luxation, cela d'après des constatations de nécropsie, et Savary[1] écrit : « La maladie connue sous le nom de luxation spontanée du fémur est une maladie propre à l'os coxal, puisqu'elle est l'effet du gonflement de cet os dans la cavité cotyloïde. » Humbert et Jacquier donnent, près d'un demi-siècle après Bichat, comme causes rationnelles le gonflement du paquet cotyloïdien et des cartilages. Boyer, Lobstein, Cruveilhier, Lannelongue, admettent ce mécanisme.

On a objecté que ces productions qui emplissaient la cavité cotyloïde étaient consécutives, les suites de la luxation, mais point la cause productrice ; que les cartilages ne s'enflammaient pas, et ne pouvaient expulser la tête, etc.

Nous ferons toutefois remarquer que Portal, Bichat, Cruveilhier ne se sont point rendus à ces objections, et que les progrès anatomo-pathologiques, des observations à l'abri des reproches adressés aux cas anciens, celles de Kœnig en particulier, nous confirment que ce mécanisme, pour exceptionnel qu'il soit, existe véritablement.

Bichat peut-être a eu tort de dire que c'étaient les cartilages enflammés eux-mêmes qui remplissaient la cavité cotyloïde. Cependant le gonflement cartilagineux existe ; nous dirons de plus aujourd'hui que le cartilage rongé, ulcéré ou décollé, laisse le champ libre à des produits de granulations : le fait mécanique reste le même, le processus de l'altération a seul été mieux spécifié. Kœnig cite un fait de luxation survenue chez un garçon de cinq ans, atteint de coxalgie : la « cavité cotyloïde était remplie de granulations provenant

____

1. *Dict. des Sc. méd. en 60 vol.*, t. VII, 1813.

de foyers qui se sont développés dans le cartilage en Y de la cavité articulaire » (Obs VIII).

Ce mécanisme pathogénique est hors de doute : « des masses fongueuses considérables » émanant de foyers situés dans le cotyle, développés dans le coussinet graisseux qui se trouve au point d'insertion du ligament rond toujours détruit, réduisent la cavité articulaire, surtout chez les enfants, et chassent la tête du fémur, l'exarticulent, d'autant mieux qu'elles sont accompagnées de synovite et d'hydarthrose tuberculeuses.

Citons d'abord un cas de Desault, puis l'observation classique de Cruveilhier

Obs. III (de Desault). — Femme. Arthrite chronique, suite d'une chute sur le grand trochanter. Autopsie : les parties voisines de l'articulation sont tuméfiées : la capsule allongée de haut en bas. La tête du fémur au côté externe et sur le bord de la cavité cotyloïde, répond en bas à la capsule tiraillée et en tension manifeste, en haut au cartilage articulaire tuméfié au point de remplir une partie de la cavité ; moins de synovie qu'à l'état normal. La capsule n'est pas déchirée.

Obs. (de Cruveilhier). — Femme de cinquante-cinq ans. Carie des os du tarse puis douleurs à la hanche gauche, et au bout de deux mois, mort. Elle était restée sur le côté sain, le membre inférieur malade, très fléchi, appliqué contre le membre du côté opposé. La tête fémorale est à cheval sur la partie externe et postérieure du rebord de la cavité cotyloïde ; sur la tête rainure profonde ; le fond de la cavité cotyloïde était rempli par une substance fongueuse en forme de gros bourrelet constitué par le développement du coussinet graisseux et de la synoviale qui remplit l'arrière fond de la cavité cotyloïde. De la partie supérieure et antérieure et de la partie inférieure s'avançait donc un bourrelet remplissant de fongosités les deux tiers du cotyle ; le tiers restant était plein de matière purulente et pultacée.

Cruveilhier se demande, sans se prononcer, si on doit considérer les lésions du cotyle comme primitives ou consécutives à une maladie articulaire.

Voici deux cas, des plus nets, récents, dans lesquels les

lésions osseuses sont à peine signalées : la luxation ne s'en est pas moins produite :

Obs. I (de Kœnig). — Garçon de dix ans présentant depuis trois ans de légers symptômes coxalgiques, ressent depuis peu de temps des douleurs violentes, survenant brusquement, avec tous les signes d'une luxation iliaque. Résection. La tête du fémur, presque intacte, se trouve sur la partie postérieure du sourcil cotyloïdien. Le fond de la cavité est complètement rempli de fongosités naissant en avant du point d'insertion du ligament rond, et d'un grand foyer situé plus en dehors.

Obs. II (de Kœnig). — Garçon de huit ans, atteint de coxalgie depuis quatre mois, aggravation considérable depuis quelque temps. Signes manifestes de luxation iliaque. Résection. La tête se trouve sur le segment postérieur du rebord articulaire ; elle est presque normale, le cartilage est tout à fait intact. Le point d'insertion du ligament rond est recouvert d'une masse de fongosités tuberculeuses remplissant tout le fond de la cavité.

D'autres fois les masses de fongosités qui remplissent la cavité cotyloïde sont accompagnées de lésions osseuses. Nous empruntons encore à Kœnig l'observation suivante, exemple de luxation supra-cotyloïdienne.

Obs. VII. — Fille de dix ans. Trois mois après le début de la coxalgie apparaissent les signes d'une luxation sur la partie supérieure du sourcil cotyloïdien (rotation en dehors, on sent la tête en avant); douleurs vives. Résection. La tête peu altérée se trouve sur le segment supérieur du rebord articulaire ; la cavité est remplie de végétations, et à sa partie supérieure et antérieure on trouve trois foyers avec un séquestre qui ont produit un agrándissement de la cavité dans cette direction.

Le même auteur a observé à la clinique de Göttingue « des cas d'ostéomyélite aiguë qui avaient déterminé, au point de vue mécanique, la même situation que les affections tuberculeuses »; entre autres, le suivant :

Obs. V. — Garçon de quatorze ans, a eu, il y a un an, une ostéomyélite aiguë de l'os iliaque et d'une phalange de la main, avec symptômes coxalgiques. Récemment la coxalgie s'est subitement aggravée. La luxation iliaque est manifeste. En faisant la résection, on trouve la tête presque normale et déplacée sur l'os iliaque. Dans la cavité, existent plusieurs amas considérables de fongosités avec de petits séquestres qui en remplissent le fond.

Que le cotyle soit comblé, la luxation sera fatale : que libre de végétations il soit trop petit pour contenir la tête fémorale, la luxation se produira encore ; or, cette disproportion entre le volume de la tête du fémur et la capacité du cotyle peut provenir de deux causes : ou bien arrêt de développement atteignant ce dernier seul — arrêt qui peut être dû à un vice d'évolution, à une inflammation, franche ou tuberculeuse, de la cavité cotyloïde, entraînant, si elle est modérée et si elle guérit, l'ossification précoce du cartilage en Y : la tête fémorale qui suit son évolution devient bientôt trop volumineuse et s'exarticule, — faits exceptionnels que nous nous bornons à mentionner ; ou bien, le cotyle est normal, mais la tête fémorale est hypertrophiée par un travail pathologique ; les conditions mécaniques restent sensiblement les mêmes, et la luxation est encore fatale. A cette dernière condition nous consacrons une très courte étude.

AUGMENTATION DU VOLUME DE LA TÊTE DU FÉMUR

Nous examinons ici une hypothèse qui eut un grand retentissement au commencement de ce siècle, et que son auteur, Rust, a défendu avec ardeur dans son ouvrage : *Arthokakologie, ou luxations par conditions internes*. Pour Rust, la maladie ne commence jamais par la cavité cotyloïde : elle se manifeste de préférence dans la tête du fémur, débutant

par une inflammation centrale dégénérant en carie, qui
tend à se faire jour à la périphérie et procède de dedans
en dehors. La réaction que détermine le processus entraîne
le gonflement de la tête du fémur, et dès lors l'exarticula-
tion devient inévitable, la tête étant trop grande pour la
cavité cotyloïde. Entre autre faits, RUST cite à l'appui l'observation suivante :

Fille de douze ans succombe au début d'une coxalgie; la cavité cotyloïde était saine; la tête du fémur très gonflée était sortie de la cavité
du cotyle.

Cette théorie extrême fut vivement attaquée : elle repose
sur un fait excessivement rare, si même il existe. CRUVEILHIER
ne connaît aucun cas positif qui vienne à l'appui de cette
opinion. NÉLATON non plus. FOLLIN et DUPLAY jugent cette
cause inadmissible. VOLKMANN, et tout récemment JUDSON,
qui ont fait une remarquable étude des lésions tuberculeuses de la tête du fémur et de leur évolution, ne signalent
même pas ce gonflement de la tête du fémur. POULET et
BOUSQUET n'ont jamais rencontré de tuméfaction de la tête
fémorale par prolifération intérieure d'origine tuberculeuse.

Et cependant, lorsqu'on voit la forme que peut affecter en
des régions déterminées — diaphyse de la première phalange
du médius, du pouce, — la tuberculose osseuse, « formant
un os comme soufflé, bulleux, avec productions gélatini-
formes et fongueuses dans le canal médullaire, s'accompagnant d'ostéite raréfiante intense, de productions sous-périos-
tées souvent très développées » (DUBAR), lorsqu'on constate
la tuméfaction du condyle interne du fémur primitivement
atteint de tuberculose, etc., on ne peut se défendre de considérer au moins comme possible, sinon constaté, le gonflement de la tête du fémur par tuberculose centrale.

Quant au cas célèbre du fils de CONDORCET[1], nous le citons ici pour mémoire : il n'est point très probant.

Le fils de Condorcet mourut d'une carie de la colonne vertébrale à l'âge vingt et un ans. Quelques années auparavant il avait éprouvé tous les symptômes de la coxalgie au premier degré à droite. La tête du fémur du côté affecté l'emportait sur l'autre de plus d'un tiers. Elle était renfermée dans la cavité cotyloïde qui avait subi une ampliation proportionnée ; les cartilages étaient sains.

Y avait-il réellement tuberculose du fémur?

Arrivé au terme de cette étude de la luxation coxalgique, est-il possible de relier entre eux ces divers modes de déplacements que nous avons trop individualisés à dessein pour mieux en faire ressortir les particularités? Il semble anormal de voir un même processus se présenter sous tant d'aspects divers : mais il ne faut pas oublier que ces différences ainsi grossies sont en réalité peu importantes.

On pourrait, croyons-nous, en quelques brèves propositions résumer les faits les plus saillants de cette histoire de déplacements articulaires, de la « luxation pathologique » des anciens, et dire :

Dans la coxalgie le membre adopte une attitude que maintient l'action musculaire;

Au point comprimé par la tête du fémur se développe une ulcération du crochet cotyloïdien qui livre passage à la tête du fémur qu'entraînent les muscles contracturés : le tubercule peut ajouter son action destructive, accélérer la luxation très souvent incomplète;

La variété de déplacement est subordonnée à l'attitude, fort variable elle-même : la luxation a le plus souvent lieu en haut et en arrière;

1. BERARD, *Dict. en 30 vol.*, t. XXI, p. 15.

Des fongosités développées dans la cavité cotyloïde peuvent chasser mécaniquement le fémur du cotyle qu'elles comblent.

LUXATIONS DU GENOU

Au genou, le processus ulcéreux des os, bien que différent des types rencontrés à la hanche, présente de nombreuses analogies avec eux.

Ici encore, en règle générale, les points comprimés sont les plus sujets à ces usures et destructions : mais il y a d'autres lieux d'élection des pertes de substance d'origine tuberculeuse, qui sont de la plus haute importance, puisqu'ils compromettent gravement la solidité de l'article : ce sont les points d'insertion sur le fémur des ligaments latéraux, et la périphérie des insertions des ligaments croisés dans la fosse inter-condylienne.

Il n'y a pas d'articulation où se déclare plus rapidement la contracture musculaire ; elle fléchit le membre, entraîne en arrière le tibia dont les plateaux pressent sur la partie postérieure des condyles qui s'use, s'atrophie, s'ulcère, tout comme le sourcil du cotyle, moins profondément toutefois ; puis les ménisques sont détruits à leur tour.

A cela, joignons l'influence du décubitus, la rétraction croissante des muscles et la luxation pathologique plus ou moins complète paraîtra inévitable. Peut-être aussi, comme GERDY, BONNET l'ont prétendu, le tissu fibreux rétractile qui s'accumule dans le creux poplité joue-t-il un rôle qu'on ne doit pas négliger.

Les recherches de PITHA lui ont montré les particularités suivantes : dans le cas de tuberculose du genou débutant par les os, la partie primitivement atteinte est le condyle interne ;

la douleur y est. très vive ; une augmentation de volume du condyle y accompagne la tuberculisation, et la contracture est presque immédiate. Sonnenburg, étudiant ces lésions au point de vue des déplacements consécutifs, fait remarquer que le malade, pour éviter la compression et la douleur à la partie interne, porte la jambe en rotation en dehors ; et si « le gonflement du condyle interne reste modéré relativement à celui de toute l'épiphyse, la luxation se produit directement en arrière ».

Tandis que la partie postérieure des condyles comprimée anormalement s'atrophie et s'ulcère, la partie antérieure de ces mêmes condyles, n'étant plus soumise à aucune pression, le tibia ne les soutenant plus, s'hypertrophie, se développe en bas et en avant. Cette hypertrophie de la partie antérieure des condyles est signalée depuis longtemps, et Malgaigne rapporte une observation de A. Bonn, dans laquelle ce phénomène avec sa cause est clairement indiqué :

N..., femme âgée, avait eu une inflammation intense du genou quelques années auparavant. Elle se rétablit ; le genou resta flasque et sans force ; le tibia était remonté en arrière du fémur, la rotule luxée en dehors du condyle externe. La capsule articulaire allongée enveloppait la tête luxée du tibia ; les ligaments croisés et les cartilages semi-lunaires avaient disparu. La pression avait agi sur les condyles ; la saillie postérieure du condyle interne était déprimée, le condyle externe entièrement effacé, la gouttière intermédiaire remplacée par une surface plane cartilagineuse ; il y avait accroissement en longueur de la partie antérieure des condyles par absence de pression.

Nous pourrions, schématisant ces altérations de l'os, en former trois groupes :

1° Le tubercule détruisant les insertions des ligaments, érodant les os ;

2° La pression entraînant l'usure, l'aplatissement des condyles, la déformation des plateaux du tibia ;

3° L'hypertrophie de la partie antéro-inférieure du fémur;
— lésions qui s'associent pour faciliter la luxation.

VOLKMANN[1], qui dans une étude récente a appelé l'attention
sur ce dernier fait anatomique, saillie du condyle en bas et en
avant, l'a surtout rencontrée dans l'ankylose angulaire ancienne; et il insiste sur l'importance de cette hypertrophie dans la production d'une luxation non plus
spontanée, mais provoquée par des manœuvres de redressement. NUSSBAUM[2] avait déjà vu deux fois se produire cette
luxation dans les opérations de redressement ; et, bien
longtemps avant, BONNET signalait que si le tibia s'est creusé
une cavité de réception en arrière des condyles fémoraux,
sa surface articulaire ne peut plus glisser en avant pendant
l'extension ; si l'on s'obstine à opérer un redressement, l'axe
du tibia reste en arrière de celui du fémur, tourne autour
de l'axe de sa face antérieure, et il se fait une luxation vers
le creux du jarret.

Étant connu le fait signalé par VOLKMANN, on comprend
— alors même que le tibia ne serait que subluxé, et l'usure
du fémur bien minime — que si les ligaments n'ont pas
perdu toute résistance « le tibia à la moindre tentative de
redressement vient arc-bouter contre la portion hypertrophiée
des condyles, et l'emploi de la force ne saurait avoir d'autre
résultat qu'une luxation du tibia en arrière ». — C'est ce
qu'on appelle la *luxation en levier*.

ROSER croit même que mainte luxation de la hanche peut
s'expliquer par un mécanisme analogue. Étant donnée une articulation coxo-fémorale contracturée qu'on veut mobiliser,
on produit souvent une luxation en arrière avec un effort très
léger; les mouvements d'extension du malade, le poids du

1. *Berliner klinische Wochenschrift*, 14 déc. 1874.
2. *Die Pathologie und Therapie des Ankylosers*, Munshen, 1863.

membre peuvent avoir le même effet. C'est que la tête fémorale, appliquée et fixée à la partie postéro-externe du sourcil,
ne peut plus exécuter ses mouvements dans le cotyle déformé,
pivote sur le bord du sourcil, et glisse en arrière.

Rappelons enfin, comme faits d'une rareté extrême, les
deux exemples que nous avons cités de luxation du tibia en
avant, l'un dû à CLINE (rapporté par A. COOPER), l'autre
observé par MASSE.

LUXATIONS DE L'ÉPAULE

La tumeur blanche est rare à l'épaule : et la tuberculose y
affecte des formes spéciales, exceptionnelles dans les autres
articulations. On en décrit deux variétés auxquelles les Allemands ont imposé les noms de *caries carnosa* et *caries sicca*.
Une courte étude sera consacrée à cette dernière variété de
tuberculose.

Nous avons déjà dit quelques mots de l'arthrite fongueuse
et de ses caractères particuliers ; nous ajouterons que dans
ces arthropathies, l'inflammation qui débute par la séreuse
envahit l'os à ses points d'insertion, soulève et décolle le
cartilage au-dessous duquel se forme une couche de bourgeons charnus. Cette lésion peut être limitée, et d'après
KŒNIG « n'est que rarement tuberculeuse ». Mais plus tard
la moelle osseuse de la tête articulaire peut être altérée, granuleuse, alors c'est la *caries carnosa*, surtout fréquente à
l'épaule, et dans ces cas avancés il est de règle d'y rencontrer
de la tuberculose.

Les luxations pathologiques de l'articulation scapulo-humérale par tumeur blanche admises par LOBSTEIN furent niées
par MALGAIGNE, BONNET. Ce dernier cependant rapporte que

dans un cas, l'acromion était saillant, au-dessous la cavité était vide, la tête humérale était résorbée. « Il n'y avait point de luxation, dit MALGAIGNE, mais seulement pseudo-luxation. » Le terme luxation peut sembler inexact à MALGAIGNE, le fait n'en reste pas moins acquis.

La luxation se rencontre cependant; rare, il est vrai, elle se produit en dedans et en bas; l'atrophie du deltoïde abandonne l'humérus au poids du membre tout entier et aux muscles pectoraux contracturés qui l'attirent en dedans; la luxation se trouve encore aidée par l'usure de la tête de l'humérus, qui semble aplatie aux dépens de sa partie articulaire avec l'omoplate : cette déformation peut même acquérir des proportions telles que l'os devient méconnaissable.

Qu'une force étrangère vienne s'ajouter aux causes déjà existantes, elle pourra favoriser ou modifier le déplacement, comme dans l'observation de LARREY[1], par exemple.

X..., soldat fit une chute sur l'épaule : arthrite légère consécutive : quatre à cinq mois après, gonflement et trois abcès : deux ans après la chute, on trouva un jour la tête de l'humérus proéminante en avant dans la moitié externe de l'espace sous-claviculaire, et le bras raccourci de deux centimètres. Ni choc ni effort : mais le malade avait tenu son écharpe serrée et le coude un peu en dehors. On fit relâcher l'écharpe et porter le coude en avant et en dedans; au bout de deux à trois jours les rapports étaient devenus les mêmes qu'auparavant; guérison par ankylose avec très léger déplacement en dedans et un peu en avant.

Nous ne parlerons pas davantage de ces déplacements, dont la pathogénie est aisée à comprendre.

De même nous ne décrirons pas ici les luxations observées au poignet, au cou-de-pied par tumeur blanche. Les altérations osseuses modifient peu le mécanisme que nous avons

1. COCUD, Th. Paris 1851, p. 23.

étudié pour la luxation dans l'arthrite et elles apportent des éléments favorables à la luxation dont il est trop facile de faire la part, pour que nous y insistions. Nous dirons seulement qu'à l'articulation du coude, la destruction par tuberculose de l'apophyse coronoïde peut faciliter la luxation du cubitus en arrière.

LUXATIONS DANS LA CARIE SÈCHE

Il existe une altération des extrémités articulaires, parfois méconnue, évoluant sans suppurer ce qui l'a fait dénommer *carie sèche*, entraînant l'atrophie, l'absorption de l'os et une rétraction cicatricielle de la synoviale; si nous ajoutons que les parties molles participent à l'atrophie des parties osseuses, que le jeune âge est surtout atteint, et que l'affection frappe de préférence l'épaule, puis la hanche, le genou, nous aurons indiqué les traits les plus remarquables de cette lésion dont la nature tuberculeuse a été nettement démontrée par les travaux de KŒNIG et de VOLKMANN.

Le genou est-il atteint de carie sèche? les déviations pathologiques sont à craindre; KŒNIG nous apprend que le genou devient « *valgus,* ballottant, et le tibia peut même se luxer en arrière ». L'atrophie de l'extrémité fémorale facilite encore cette luxation qui cependant est assez rare.

A la hanche on observe aussi des déplacements; souvent ici, la carie sèche est associée à la contracture : « Dans les cas extrêmes, la tête articulaire disparaît complètement, et la cavité s'élargit sensiblement » (KŒNIG).

L'épaule, qui est le plus souvent atteinte, présente aussi les lésions le plus avancées, le mieux étudiées, et d'après lesquelles a été édifiée presque tout entière l'histoire de la

carie sèche. VOLKMANN a le mieux décrit cette atrophie de la
région scapulaire avec saillie de l'acromion et de l'apophyse
coracoïde, cette résorption graduelle de la tête de l'humérus,
en même temps que la rétraction cicatricielle envahit la capsule ; et il fait remarquer que, en raison de cette évolution
particulière, le moignon osseux, vestige infime de la tête humérale, est attiré, grâce au tissu de cicatrice contre la cavité
glénoïde : d'où l'absence ordinaire de luxation, et seulement
un raccourcissement très appréciable du bras.

LUXATIONS DES VERTÈBRES

Nous terminerons cette longue étude des luxations dans
la tuberculose par quelques brèves remarques sur les luxations des vertèbres dans le mal sous-occipital. Ces déplacements ne se rencontrent point dans le mal de Pott proprement dit, c'est-à-dire dans les régions dorsale ou lombaire ;
mais à la région cervicale, la mobilité des articulations, leur
disposition diarthrodiale, l'absence d'autres moyens de
contention, les favorisent.

Trois thèses de BÉRARD (1829), TEISSIER (1841), DEBENAIS
(1883, Montpellier), résument à de longs intervalles l'état de
la question. Pour le point particulier que nous envisageons,
la pathogénie de la luxation, il n'y a guère de dissidence :
la pesanteur agissant sur des surfaces osseuses altérées,
maintenues par des ligaments détruits ou ramollis, voilà la
cause principale.

Les variétés de ces luxations sont multiples, car le relâchement des ligaments altérés, la déformation ou la dispa-
rition des parties osseuses volumineuses, et leur écrasement
sous le poids de la tête entraînent des déplacements com-

plexes et anormaux. Aussi, nous bornant à citer les cas les plus ordinaires, sans insister sur la luxation occipito-atloïdienne, rare, et se faisant surtout en arrière, nous étudierons les luxations qui se produisent dans l'articulation atloïdo-axoïdienne en raison de sa mobilité plus grande.

Ce sont des luxations par inclinaison ou glissement : dans un mouvement de la tête, les ligaments fortement altérés se rompent, l'atlas glisse en avant, entraîne avec son arc postérieur la moelle qu'il comprime sur l'apophyse odontoïde ; un mouvement passif de la tête peut être suivi du même résultat, témoin le fait bien connu de Sédillot.

X..., soldat atteint de tumeur blanche de la région cervicale supérieure est transporté à l'hôpital, la tête soulevée par des oreillers ; en descendant un escalier on s'aperçut qu'il était mort. L'autopsie montre que les ligaments odontoïde et transverse sont détruits, l'atlas bascule en avant ; en relevant la tête en arrière, on ramène l'atlas et l'apophyse odontoïde dans leur situation normale et le canal redevient libre : la simple flexion de la tête reproduit le déplacement.

Le cas suivant est non moins instructif :

Obs. (de Giraudeau[1]). Mort subite à l'occasion d'un changement de position. A l'autopsie, l'apophyse odontoïde fait une saillie considérable dans le canal rachidien : le ligament en T est rompu au niveau de ses attaches avec le sommet de l'apophyse odontoïde, et le ligament transverse de l'atlas a complètement disparu : la rupture de ces deux ligaments explique la luxation de l'apophyse odontoïde en arrière, etc.

La luxation se produit aussi d'une manière progressive : ou bien elle est bilatérale, analogue à la précédente, mais en raison de son évolution lente accoutume la moelle à être logée dans un espace restreint et compromet moins rapidement la vie du patient ; ou bien elle est unilatérale : la masse

1. *Soc. anat.*, 1882.

luxée se porte en avant, pivote autour de l'autre masse qui reste en place ; c'est la luxation la plus fréquente. L'apophyse odontoïde s'oppose aux déplacements en arrière.

L'influence lente et prolongée du poids de la tête, le plus souvent en position vicieuse, la pression des corps environnants, les muscles — qui ici encore commandent les attitudes, les maintiennent et les exagèrent, car ils sont souvent dès le début atteints de contracture — expliquent suffisamment, sans qu'il soit besoin d'y insister davantage, les déplacements que nous avons mentionnés.

LUXATIONS DANS LE RHUMATISME CHRONIQUE

Sous ce titre nous réunissons une série d'affections qui n'ont guère de semblable que le nom de « rhumatisme », dont la nature n'est probablement pas la même, et dont le lésions tout au moins sont fort différentes. Dans ce chapitre nous aurons surtout en vue deux éléments du groupe que Besnier constitue sous le nom de « rhumatisme osseux » : le premier, le rhumatisme articulaire chronique partiel ou arthrite sèche est le plus riche en déplacements ou déviations articulaires ; le second, le rhumatisme articulaire chronique progressif a son lieu d'élection aux mains, y devient cause de difformité. Nous en ferons une étude rapide.

Enfin, une autre variété, le rhumatisme chronique fibreux, qui ne se rattache pas au rhumatisme osseux, aurait pu être classé dans la première partie de ce travail, car les os sont presque intacts, les parties molles seules atteintes ; mais vu le peu d'importance pour notre sujet que présente cette forme, nous terminerons ce chapitre par son étude.

LUXATIONS DANS L'ARTHRITE SÈCHE

L'arthrite sèche, déformante (*chronic rheumatic arthritis* des Anglais), de nature probablement nerveuse, comme l'a prétendu REMAK[1], et plus récemment GIOVANNI[2], WEBER[3], a donné lieu aux plus vives discussions au point de vue nosologique. Mais ce serait sortir du cadre que nous nous sommes tracés en les exposant ici ; nous prendrons la lésion osseuse constituée sans en rechercher la raison pathogénique non plus que celle de l'arthropathie, et nous nous bornerons à étudier, au point de vue de la pathogénie de la luxation seulement, les altérations de l'os dans ses localisations et ses allures.

L'arthrite sèche, faisant partie, si on admet les arguments de GIOVANNI, du groupe des arthropathies myélitiques, a des caractères spéciaux qui l'isolent des arthropathies nerveuses, de celles du tabes en particulier : les déplacements consécutifs, expression parfaite de la lésion osseuse, sont aussi caractéristiques, et comme tels nous les étudions séparément.

Tous les éléments de l'articulation sont atteints : la synoviale, les os, les muscles péri-articulaires. La synoviale épaissie, relâchée contient du liquide en minime quantité : quelquefois ce liquide est abondant, de résorption lente, et agent de distension, allonge ou rompt les ligaments de l'articulation qui devient mobile en tous sens. Les ligaments inter-articulaires — le ligament rond de la hanche, les ligaments croisés du genou, le tendon du biceps à l'épaule — sont surtout atteints et souvent détruits en entier.

Les muscles participent à ces troubles de nutrition : pâles,

1. *Deustche Klinik*, nᵒ 11, 1863.
2. *Sull'artrite secca*, in *Annali univ. di. Med.*, t. CCLIII, p. 218-279, 1880.
3. *J. Nerv. et Ment. Dis.* New-York, 1883, nᵒ 5, t. VIII, p. 630-638.

graisseux, atrophiés, surtout ceux innervés par les rameaux qui fournissent aux articulations, leur perte de tonicité ajoute au relâchement de la capsule qu'ils renforçaient, et abandonne aux muscles qui ne sont point encore malades l'articulation sans résistance ; en outre, ils sont atteints de crampes, contractures, parésie, dont l'influence ne doit pas être négligée.

Et cependant toutes ces lésions, que nous comprenons si importantes puisqu'elles suffiraient seules à expliquer des luxations, sont de moindre gravité que celles des os. Modifiés dans leur forme, leur volume, leur consistance, leur structure, les os sont hypertrophiés ou atrophiés, les cavités de réception sont augmentées de profondeur, engainent l'os et limitent ses mouvements ; parfois au contraire ces cavités sont oblitérées, avec des bords atrophiés ou écrasés. En même temps des productions osseuses périphériques se développent sur l'épiphyse « sans dépasser l'insertion ligamenteuse » (HOUEL [1]), limitent parfois les mouvements, parfois aussi prenant appui sur un os voisin repoussent le segment qui les supporte et deviennent une cause mécanique de luxation [2].

A ces lésions se joint un autre élément, qui ici acquiert assez d'importance, c'est l'indolence relative de l'affection qui permet des mouvements, limités très souvent, mais capables dans bien des cas de produire le déplacement des surfaces articulaires.

LUXATIONS DE LA HANCHE

Nous commençons l'étude des arthropathies rhumatis-

---

1. *Manuel d'anat. path.*, p. 396.
2. Voir page 7.

males en particulier, par celle de la hanche dont on décrit parfois la lésion comme affection distincte et que ROBERT ADAMS dans ses *Cliniques*[1] appela *morbus coxæ senilis*.

Les muscles sont pâles et atrophiés, les fessiers surtout ; le ligament rond a disparu. Quant aux os, deux formes distinctes se présentent : atrophie ou hypertrophie. Ainsi du côté du cotyle, la cavité devient plus profonde, plus ample, la tête du fémur y est encore contenue, il n'y a pas de luxation véritable ; le rebord du cotyle peut même former un anneau qui étrangle la tête du fémur quelquefois au point qu'il est très difficile de séparer les surfaces articulaires sur l'articulation isolée et disséquée. Ou bien l'acétabulum est plus superficiel, comblé, ovale, les bords ont disparu et forcément le fémur est luxé.

La tête fémorale de son côté est augmentée de volume, élargie, comme aplatie par une pression exercée de haut en bas, et elle empiète sur le col qui paraît raccourci ; ou bien au contraire elle est atrophiée, détruite, réduite à un moignon informe.

Dans la forme hypertrophique (tête augmentée de volume, cavité plus considérable) la luxation est rare : dans la forme atrophique, cavité oblitérée, tête détruite, la luxation est de règle. Mais les lésions ne sont pas toujours ainsi systématisées : souvent sur l'os coxal est une cavité élargie et vaste, tandis qu'il existe à peine un vestige de la tête du fémur : on a alors un type de luxation « intra-acétabulaire ». L'hypertrophie de la tête du fémur associée à l'oblitération de la cavité cotyloïde est exceptionnelle, et la luxation est encore fatale.

C'est ainsi que dans une pièce recueillie par CRUVEILHIER, la cavité cotyloïde doublée d'étendue recevait un moignon

---

1. Clinique de « Jervisreet Hospital », 1851, et *Treatise on Rheumatic Gout*, 2ᵉ édit., Londres, 1873.

formé par la tête du fémur reposant sur un col très court.
Colombel[1] a décrit une pièce de *morbus coxæ senilis* déposée
au musée de Clamart :

A gauche, la tête fémorale n'existe presque plus : à sa place est une
petite masse aplatie : la cavité cotyloïde correspondante réduite à une
fente oblongue se continue avec le trou ovale. A droite, luxation en
haut et en avant : la tête du fémur est sur l'épine iliaque antérieure
et inférieure diminuée de volume. Le col est horizontal. La capsule
fibreuse est tout entière existante.

Dans l'observation suivante, la lésion plus avancée montre
à quel degré la forme atrophique ou destructive peut altérer
les surfaces articulaires :

Poulet a remarqué, sur une pièce déposée au musée du
Val-de-Grâce, que la cavité cotyloïde était oblitérée, et le trochanter qui remplaçait la tête articulaire, était mobile dans
une fausse articulation en arrière du sourcil cotyloïdien
effacé.

Les luxations complètes sont en général assez rares à la
hanche : les subluxations, la luxation intra-acétabulaire
sont le plus communément observées.

LUXATIONS DE L'ÉPAULE

A l'articulation de l'épaule nous rencontrons des lésions
semblables à celles que nous avons décrites à la hanche.

Ici encore le ligament capsulaire est hypertrophié ; les
surfaces articulaires sont agrandies, des productions osseuses
couronnent la tête de l'humérus, et le tendon du biceps,
l'analogue du ligament rond, disparaît lui aussi détruit par

1. Thèse Paris, 1862.

le processus morbide. La capsule est ordinairement perforée à sa partie supérieure ; la tête de l'humérus passe à travers cette ouverture et vient en contact avec la partie inférieure de la voute acromio-coracoïdienne : l'humérus paraît élevé par l'action du deltoïde et des autres muscles irrités par l'affection articulaire.

Comprimée contre l'acromion la tête se déforme, le sommet s'aplatit, empiète sur le col, et graduellement l'extrémité entière, les tubérosités comprises, devient articulaire. Les insertions tendineuses du sous-scapulaire, sus et sous-épineux, petit rond, sont alors détachées de ces tubérosités ; la destruction de la longue portion du biceps favorise le déplacement en haut qui est la luxation ordinaire. Ce n'est pas là, le seul déplacement qui puisse être constaté : la luxation a été vue directement en dedans sous l'apophyse coracoïde, directement en bas sur le bord axillaire de l'omoplate, et dans la fosse sous-scapulaire.

Nous citerons quelques observations dont les détails nous dispensent d'insister plus longuement : d'abord deux cas, de ROBERT ADAMS et de CRUVEILHIER, où il y avait plutôt déformation que luxation : exemples curieux de reconstitution de la capsule articulaire aux dépens des organes voisins détruits.

OBS. (de ROBERT ADAMS). — Homme de cinquante-cinq ans. Capsule plus large et insertions plus étendues qu'à l'état normal. La partie supérieure et externe de la membrane fibreuse qui représente la capsule est en connexion avec le bord acromio-coracoïdien, et ainsi l'espace dans lequel se meut la tête de l'humérus et la surface inférieure de la voûte acromiale ont complètement disparu ; plus trace du tendon sus-épineux ni de la capsule où s'attache le tendon. Le tendon du biceps (intra-articulaire) est absent. La cavité glénoïde, plus large que de coutume, est circulaire, la tête de l'humérus, un peu plus volumineuse, est ovoïde ; la surface articulaire, plus large, s'est étendue sur le bord supérieur des grosse et petite tubérosités.

OBS. (de CRUVEILHIER) présentée par GODIN. — Sous le deltoïde, articulation nouvelle : la capsule est formée par la membrane fibreuse sous-

deltoïdienne s'attachant au pourtour de l'acromion et de l'apophyse coracoïde. Les muscles sus et sous-épineux étaient convertis presque en
entier en tissu fibreux ; la tête humérale plus volumineuse, éburnée,
s'articulait directement avec la voûte acromio-coracoïdienne.

Voici un cas de luxation véritable :

Obs. (de Soden). — Charles Mailly, quarante-huit ans. La tête de l'humérus est placée au-dessous du bord de l'apophyse coracoïde, et à la
plus haute partie de la cavité glénoïde. La portion interne articulaire
du tendon du biceps est en dedans de la tête, sur laquelle il s'est
creusé une rainure.

Et ici une « migration de l'articulation » :

Cas de Kirby (Musée du collège des chirurgiens de Dublin). — Tête
de l'humérus très élargie, descendue beaucoup au-dessous de sa situation
ordinaire ; là est une nouvelle cavité de volume proportionné, formée sur
le rebord axillaire pour la recevoir. La partie inférieure de la vieille cavité est en partie occupée par la tête élargie de l'humérus ; mais la nouvelle production étend la cavité en bas dans l'espace d'un pouce et demi
au-dessous de son siège normal.

LUXATIONS DU GENOU

Lorsque le processus de l'arthrite sèche atteint le genou,
il y entraîne les lésions habituelles des tissus fibreux ou
osseux que nous avons déjà signalées.

Les ligaments latéraux, la capsule, sont allongés et souvent
hypertrophiés ; les ligaments croisés sont détachés d'une de
leurs insertions tibiale ou fémorale, parfois ils ont disparu
complètement : cette lésion facilite le déplacement en
arrière. L'extrémité inférieure du fémur est irrégulièrement
rétrécie ; le condyle interne souvent seul est rétréci, descend
plus bas que l'externe, tandis que le plateau du tibia est à sa

partie interne plus rétréci qu'à la partie externe qui est devenue large, presque circulaire. Souvent il semble s'être ajouté au côté interne du tibia, une masse osseuse nouvelle qui sert de surface articulaire au fémur subluxé en dehors.

Panas, à l'hôpital Saint-Louis, a observé « un genou atteint d'arthrite déformante avec épanchement énorme; on voyait le tibia complètement luxé en dehors, surmonté en dedans d'une coque osseuse de nouvelle formation. Cette coque embrassait la portion restante de la diaphyse fémorale réduite dans ce cas à la seule moitié interne du fémur ».

Dès le début de l'arthropathie, on peut constater une forte inclinaison en dedans, tandis que les os de la jambe, le pied, sont tournés en dehors : aussi la rotule entre deux points fixes qui la sollicitent — tubérosité du tibia et épine iliaque —reste d'abord sur la partie antérieure du condyle externe, et puis se place luxée entièrement sur son côté externe.

C'est ainsi que chez un malade dont R. Adams rapporte l'histoire, « les deux rotules étaient luxées complètement en dehors et rendaient la station debout impossible ; elles étaient situées sur la face latérale du condyle externe du fémur : les genoux restaient fléchis à angle droit, et les efforts du triceps pour étendre le membre en augmentaient la flexion ».

Outre la luxation du tibia en dedans on observe encore la luxation du tibia en avant ou en arrière du fémur. Nous rapportons un exemple de chacune de ces deux dernières variétés.

Obs. (de Robert Adams). — J. Stafford. La rotule mesure plus de 3 pouces de large. Le tibia est très élargi latéralement; il y a ascension des os de la jambe au-devant du fémur, constituant une vraie luxation du genou; luxation du fémur en bas et en arrière tandis que les os de la jambe et la rotule sont portés en haut et en avant devant le fémur. Avant la luxation, il y eut épanchement synovial assez abondant. Un jour, en se promenant, le malade sentit son genou céder sous lui, comme s'il y avait eu quelque chose de cassé dans son articulation. Les ligaments ont été lentement détruits, et les muscles environnants ont subitement complété la luxation.

Obs. (de Hutton *in* Robert Adams). — Sheridan. Au genou gauche, ligaments épaissis : plus de trace des ligaments croisés. Les dimensions transversales du fémur sont plus petites qu'à l'état normal. Le condyle externe paraît atrophié. Le tibia, très élargi, est creusé à sa partie supérieure d'une cavité beaucoup plus grande qu'il n'est nécessaire pour loger le fémur atrophié. Il semble que l'extrémité supérieure du tibia s'est d'abord développée pour former cette cavité anormale ; puis elle a été divisée en deux portions par une ligne de séparation oblique ; une partie de l'extrémité supérieure est portée en arrière, c'est la continuation en haut du tibia qui se trouve projeté deux pouces en arrière dans le creux poplité : l'autre portion plus considérable est détachée en avant. Cette portion antérieure et interne du tibia semblait suppléer par l'expansion de sa surface supérieure la cavité glénoïde interne et externe du tibia : la tubérosité du tibia était détachée et mobile au point d'insertion du ligament rotulien.

Ici la puissance du quadriceps était annulée, puisque l'apophyse d'insertion était détachée du tibia : les muscles du jarret ont entraîné en haut et en arrière les parties supérieures et postérieures de la tête du tibia jusque dans le creux poplité où elles formaient des saillies remarquables.

Toutes les articulations peuvent être atteintes par le processus ; nous avons cité les trois principales où s'observent les luxations et passons sous silence les lésions du coude, où le déplacement du radius ne présente rien de particulier, du poignet, du cou-de-pied, où elles sont très rares.

LUXATION MÉTATARSO-PHALANGIENNE DU GROS ORTEIL

Nous devons cependant examiner encore la luxation d'un autre article — le métatarso-phalangien du gros orteil.

La pathogénie en est assez obscure, et si les travaux de MAL-GAIGNE[1], de BROCA[2], de VERNEUIL, ont contribué à éclaircir ce petit point de pathologie, il faut avouer que la lésion initiale est encore imparfaitement connue.

Quelquefois on y trouve les lésions osseuses de l'arthrite déformante, et c'est sous ce titre que DELAROCHEAULION[3] vient de les étudier; en outre M. VERNEUIL n'hésite pas à ranger parmi les arthritiques ceux qui en sont atteints, raisons qui justifient la place où est étudiée cette affection.

L'affection consiste en ce que le gros orteil subluxé en dehors fait avec le premier métatarsien un angle plus ou moins ouvert en dehors et qui peut devenir droit; sur le sommet saillant se développe un oignon consécutif à la déviation.

L'action de la chaussure, que BROCA considérait à tort comme cause unique, a peu d'influence; tout au plus est-elle une cause occasionnelle. MONGLOND[4] l'a établi très clairement.

On a invoqué plusieurs causes pathogéniques : les unes sont tirées de l'anatomie normale de la région; l'altération primitive des muscles ou des ligaments forme un autre groupe; enfin on a voulu en faire l'effet d'une diathèse.

MALGAIGNE[5] admettait une rétraction musculaire suffisante pour distendre les ligaments à la longue; ou bien une faiblesse primitive du ligament interne qui ne contre-balançait plus l'action des muscles. Quant au durillon et à la bourse muqueuse sous-jacente, son influence dans l'affaiblissement du ligament ne vient s'ajouter que plus tard : loin d'être la

1. *Rev. méd. chir.*, t. XI, p. 212, 1852.
2. *Soc. anat.* 1852 et Th. de Legée, 1869.
3. *Arthrite déformante de l'articulation métatarso-phalangienne du gros orteil*, Th. de Paris, 1885, n° 283.
4. *De l'oignon ou déviation du gros orteil*, Th. de Paris, 1876.
5. *Rev. méd. chir.*, t. XI, p. 212, 1852.

cause de la déviation, il en est la conséquence. NÉLATON[1] invoquait la rétraction du muscle extenseur du gros orteil.

L'examen anatomique normal de la région a fourni à DUBREUIL et à JARJAVAY deux interprétations insuffisantes, car elles ne peuvent expliquer comment la lésion n'est pas universelle puisque la condition pathogénique qu'ils invoquent est un fait normal.

Pour DUBREUIL[2] l'origine est purement musculaire, par ce seul fait que le gros orteil est mû par deux groupes inégalement puissants. L'extenseur propre, le long fléchisseur, le faisceau interne de pédieux sont abducteurs du gros orteil : joignons-y les deux abducteurs de la plante ; pour contre-balancer ces muscles nous ne trouvons que l'adducteur du gros orteil et une portion du court fléchisseur : les adducteurs moins puissants ne peuvent lutter contre les abducteurs qui entraînent l'orteil en dehors.

JARJAVAY[3] invoque la disposition naturelle de la ligne articulaire et le mode d'extension des orteils qui se dévient en dehors dans la marche au moment où ils supportent le poids du corps.

Mais alors pourquoi n'avons-nous pas tous le gros orteil dévié ? — C'est que ces actions mécaniques n'ont de puissance effective qu'autant qu'elles s'attaquent à des liens de contention, à des ligaments altérés, non plus par un accident local, durillon, hygroma, etc., mais atteints en leur totalité, de par la constitution, la diathèse de l'individu, par l'arthritisme (VERNEUIL, MONGLOND).

Sitôt que le gros orteil s'est incliné au-dessus ou au-dessous du deuxième orteil, de nouveaux éléments entrent en ligne et complètent ou augmentent la déviation : le tendon

<hr>

1. *Gazette des Hôpitaux*, p. 391, 1875.
2. *De quelques difformités du gros orteil*, in *Gaz. des Hôp.*, 1870, p. 50 et 54.
3. *Bull. Soc. chir.*, p. 575, 1874.

du long extenseur tend peu à peu à reprendre sa situation rectiligne, se place sur le côté externe de l'articulation et devient alors abducteur très énergique; le long fléchisseur bien que solidement bridé par le trousseau fibreux de la plante du pied concourt au même but. Enfin, comme l'a indiqué Broca, la phalange portée en dehors entraîne les deux sésamoïdes : le sésamoïde externe et le bord interne de la phalange forment coin et viennent se placer entre le premier et le deuxième métatarsien, repoussant le premier en dedans par action toute mécanique.

Garrod voit dans la goutte la cause prédisposante de la déviation; les ligaments perdent leur résistance à la suite de l'envahissement par les dépôts goutteux de la tête métacarpienne d'abord, de tout l'article ensuite.

LUXATIONS DANS LE RHUMATISME ARTICULAIRE
CHRONIQUE PROGRESSIF

Les déviations des doigts sont les plus fréquentes et souvent on y rencontre les lésions osseuses de l'arthrite sèche. Les déplacements se font d'après des types constants et affectent particulièrement quelques articulations. A l'articulation métacarpo-phalangienne, par exemple, la luxation est rare ; il n'y a que flexion exagérée et adduction : quelques cas font cependant exception, témoin le fait de M. Dowel[1] :

« La première phalange du pouce est étendue et en abduction allant presque jusqu'à la luxation en dehors, tandis que la phalange unguéale est fléchie, donnant l'aspect de la luxation du pouce, dite luxation de Hey. »

1. *Dublin Med. Presse.* June 6, 1855, p. 353.

J. Cloquet [1] a vu la phalange du pouce luxée en arrière de son métacarpien.

Les premières phalanges se luxent sur le métacarpien, ordinairement en avant, rarement sur la face dorsale. Cruveilhier a décrit et figuré un cas où les bases de toutes les phalanges des doigts étaient luxées sur la face palmaire. Dans diverses observations rapportées par R. Adams nous relevons : la première phalange du petit doigt avait sa base luxée sur le dos du métacarpien; — la base de la deuxième phalange de l'annulaire était luxée sur le dos de la première phalange; — les bases (cas remarquable) les bases des premières phalanges de tous les doigts, aux deux mains, y compris les pouces, étaient luxées en avant.

Dans ces derniers exemples, les ligaments sont hypertrophiés et allongés assez pour permettre la luxation sans solution de continuité de la capsule. La véritable cause pathogénique de ces luxations est ici l'action musculaire aidée par la tuméfaction des extrémités osseuses.

Citons enfin, à propos des phalangines, la remarque de Malgaigne : « Je ne sache pas qu'on ait vu ici des luxations pathologiques ou congénitales; » opinion trop absolue aujourd'hui, mais qui marque bien leur immunité relative.

LUXATIONS DANS LE RHUMATISME CHRONIQUE FIBREUX

On décrit l'histoire du rhumatisme chronique fibreux d'après bien peu d'observations; deux sont surtout importantes : la première en date est celle de Jaccoud [2] qui le premier reconnut et décrivit en l'isolant cette forme spéciale;

1. *Nouveau Journal de Méd.*, t. VII, p. 253.
2. *Cliniques*, 1867.

la seconde observation est de BESNIER [1]. Cette rareté nous autorise à être très bref.

Il y a de particulier ici, que les extrémités (nous ne considérons que les phalanges) ne sont pas modifiées ; de volume normal, sans stalactites osseuses, elles se luxent quelquefois, plus souvent ne sont que déviées. Les facteurs étiologiques sont les actions musculaires — contractures, spasmes, parésie — auxquelles il faut joindre la rétraction puissante des tissus fibreux péri-articulaires ; car ces tissus sont surtout atteints dans cette forme de rhumatisme. Ici donc, la rétraction des ligaments et capsules joue le rôle principal dans les déviations ou luxations.

1. *Dict. Dechambre*, art. RHUMATISME.

LUXATIONS DANS L'ATAXIE

Nous abordons maintenant l'étude d'une variété de luxations par altérations osseuses, dont l'individualité clinique est indiscutée, si leur histoire anatomo-pathologique n'est point encore complète en tous ses chapitres, si leur mode pathogénique n'est point encore établi en tous ses détails.

Ces luxations succèdent à des troubles trophiques articulaires, en relation pathogénique démontrée avec des lésions du système nerveux : leur type le plus intéressant et presque exclusivement observé se rencontre dans l'ataxie locomotrice.

Ce serait dépasser les limites de ce travail et le but de cette étude que de refaire ici, à propos des luxations ataxiques, l'histoire de l'arthropathie tabétique ; nous ne voulons en rechercher que le procédé pathogénique, et voici notre plan d'étude : montrer qu'il s'agit ici de désordres articulaires que leur allure symptomatique spécialise cliniquement, et que leur tableau anatomo-pathologique distingue. Cette personnalité une fois bien établie, il restera à démontrer que ces lésions dystrophiques spéciales des jointures sont sous la dépendance du système nerveux, et que les luxations ataxiques ne sont qu'une espèce (la plus grave, il est vrai) du groupe des arthropathies neuropathiques; puis,

entrant plus avant dans ce problème pathogénique, il nous
faudra rechercher s'il est une région du névraxe dont l'altération commande ces dystrophies articulaires, par quel
moyen cette influence s'exerce, sur quels éléments des jointures elle porte primitivement, et par quels facteurs étiologiques secondaires elle peut être aidée.

C'est en 1868 que CHARCOT le premier appelle l'attention
sur l'existence de localisations articulaires tabétiques, et
démontre qu'il y a, non point une coïncidence banale, mais
plutôt un lien pathogénique étroit entre l'affection articulaire et la lésion nerveuse. Depuis, les mémoires se succèdent
et les observations se multiplient. BALL, l'année suivante,
réunit en une monographie intéressante 18 cas d'arthropathie ataxique : viennent ensuite les travaux d'ALBUTT CLIF-
FORD et BUZZARD, de MITCHELL, de ROSENTHAL, de JOFFROY;
les leçons de CHARCOT fixent et vulgarisent la question; les
thèses de BLUM, de MICHEL, d'ARNOZAN, la revue critique de
TALAMON, condensent les faits nouveaux; le mémoire de
DEBOVE, le travail de CHARCOT et FÉRÉ sur les déformations
tabétiques du pied, l'étude récente de CARRIEU, continuent
les recherches sur ce point de clinique, auquel le nom de
CHARCOT doit avec justice demeurer attaché.

SPÉCIALITÉ SYMPTOMATIQUE ET ANATOMO-PATHOLOGIQUE
DES DÉSORDRES DE L'ATAXIE

Prenons un cas type, résumant l'évolution symptomatique
habituelle de ces luxations dans les arthopathies tabétiques.

Soit l'observation classique, résumée et condensée, de la
femme A. Co...; c'est un tableau clinique que CHARCOT a
tracé de main de maître.

Chez cette femme, apparition de douleurs fulginantes en 1850 ; crises douloureuses dans les membres inférieurs, les mollets et le cou-de-pied, arrivant à leur maximum d'intensité vers l'âge de trente-huit ans.

Quatre ans plus tard, à la suite d'engourdissement dans le pied droit, la malade remarque un jour que la cuisse de ce côté était considérablement tuméfiée ; le membre sur ce point avait presque doublé de volume. Cette enflure ne s'accompagnait ni de rougeur ni de douleur ; elle n'empêcha pas C... de *continuer comme par le passé, et sans gêne notable, son service de domestique.* L'enflure et l'engourdissement persistèrent pendant plusieurs mois. Ces symptômes étaient en voie d'amendement, lorsque, un matin (1858), en descendant de son lit, la malade remarqua avec étonnement qu'elle boitait, et que son membre inférieur droit s'était raccourci. Il s'était produit, pendant la nuit, dans le lit, sans douleur, *une luxation de la hanche droite.* La marche, à partir de cette époque, fut rendue difficile, mais non impossible.

Vers le commencement de l'année 1859 survint dans le pied gauche un engourdissement semblable à celui qui, dans le temps, avait occupé le pied droit. Cet engourdissement durait depuis plusieurs mois, lorsqu'une nuit, à la suite d'un mouvement dans le lit, un craquement se produisit dans la *hanche gauche qui se luxa.*

A partir de ce jour, les deux membres inférieurs étant également raccourcis, tout travail actif devint désormais impossible. Les diverses jointures de ces membres avaient acquis une laxité extrême ; aussi C... pouvait aisément « embrasser son pied », le porter même derrière sa tête, toutes choses qu'il lui était impossible de faire autrefois. Un jour, étant au lit, et voulant faire montre de sa souplesse, elle porta son pied gauche vers sa bouche, comme pour l'embrasser, et dans ce mouvement le *fémur gauche se fractura.*

Les douleurs fulgurantes commencèrent à se montrer dans les membres supérieurs un an environ après l'admission de C... à l'hospice de la Salpêtrière (fin de 1866), et depuis lors, elles n'ont pas cessé de survenir par crises.

En juillet 1873, fracture de l'avant-bras gauche ; en septembre 1873, l'avant-bras droit se fracture. Les mains se déforment (éminences thénar et hypothénar rapprochées l'une de l'autre, pouce allongé reposant sur l'index fléchi).

Pas encore d'incoordination motrice aux membres supérieurs ; le 11 octobre 1873, à la suite d'un mouvement insignifiant, une luxation de l'épaule gauche s'est produite. L'épaule, au préalable, n'avait pas présenté de gonflement, et la malade n'y avait ressenti aucune douleur.

On trouve alors, *au membre inférieur gauche,* un abaissement considérable du grand trochanter, porté à la partie postéro-externe de la cuisse ; un raccourcissement de la cuisse qui est toute plissée de bour-

relets transversaux; une mobilité en tous sens de l'articulation de la
hanche qui craque fortement, dans ces mouvements anormaux. On en
conclut à une luxation ilio-pubienne de ce côté.

Le membre inférieur droit est raccourci, placé dans la rotation en
dedans, sillonné de plis obliques existant à la partie interne de la cuisse;
le grand trochanter est remonté et placé sur une ligne qui joindrait
transversalement l'épine iliaque antérieure et supérieure à l'ischion. La
tête peut se sentir facilement à travers la peau, du côté de la partie
externe de la hanche; elle est portée en arrière et en haut : il existe
donc une luxation ilio-ischiatique.

Le membre supérieur gauche est allongé; le moignon de l'épaule
est aplati; les mouvements divers de l'articulation scapulo-humérale
sont produits spontanément avec une vivacité anormale. Luxation sous-
coracoïdienne complète; la crépitation est très accusée dans les mouvements.

Au membre supérieur droit, quelques craquements dans l'articulation
scapulo-humérale, indices d'une arthrite commençante.

Aucun trouble notable dans les appareils de la digestion, de la cir-
culation, de la respiration : la fonction urinaire est normale. — En
décembre 1876, craquements dans l'articulation temporo-maxillaire
gauche.

Si nous avons reproduit cette observation dans ses détails
symptomatiques remarquables, c'est que nous pouvons utili-
ser ce modèle descriptif pour bien dégager l'allure clinique
spéciale de ces accidents articulaires de l'ataxie.

On peut, en effet, en formuler ainsi les caractères : il
s'agit là d'un symptôme précoce, qui survient, au plus tard,
au début de l'incoordination motrice; qui apparaît en dehors
de toute cause extérieure suffisante; qui se produit sans autres
prodromes que quelques craquements; se traduit au début
par une tuméfaction extrême de tout le membre; évolue sans
réaction générale ou locale; aboutit dans sa forme maligne
à une destruction articulaire rapide et à la luxation, et
demeure, même en ces accidents graves, d'une indolence
absolue.

Or, est-ce là un tableau clinique banal et commun ? A ceux
qui refusent d'admettre l'autonomie, ou tout au moins la

spécialité de ces désordres articulaires tabétiques, à ceux qui n'y veulent voir qu'une arthrite sèche, on peut objecter, avec CHARCOT, la fréquence de l'épanchement et de la disjonction articulaire, dans la jointure ataxique; la préférence de cette localisation pour le genou et l'épaule (la hanche étant le lieu d'élection de l'arthrite sèche); la réparation possible de l'arthropathie ataxique qui peut rétrograder et guérir; l'apparition subite et la marche rapide de ces lésions articulaires, opposées à l'aggravation lente et progressive de l'arthrite sèche.

Voilà autant de caractères cliniques bien personnels qui isolent, dans le cadre nosologique, ces désordres articulaires, et qui, en raison de leur originalité symptomatique, en établissent la connexité avec l'affection spinale. Ce que la clinique fait pressentir, l'anatomie pathologique le confirme-t-elle ? la lésion vient-elle caractériser et spécialiser la maladie ?

Les examens autopsiques sont encore assez rares :

Dans une observation de JOFFROY, relative à une ataxique avancée, atteinte d'une arthropathie des deux genoux (jambes de polichinelle), on trouve signalés un épaississement considérable de la capsule articulaire, qui constitue une grande poche pleine de liquide visqueux; des groupes multiples de corps étrangers appendus à la synoviale; une usure et une destruction partielle du cartilage diarthrodial sur les condyles, surtout sur le condyle externe; une excavation creusant les deux tiers externes de la surface articulaire tibiale, de façon à permettre une luxation en dehors de la jambe sur la cuisse.

RAYMOND, dans une autopsie de femme ataxique atteinte de double luxation coxo-fémorale, décrit ainsi les lésions :

Les muscles qui entourent l'articulation n'offrent rien de particulier à noter. La capsule articulaire est disparue. Du côté de l'os iliaque, la cavité cotyloïde est presque complètement effacée ; tout autour d'elle on trouve surajouté à l'os une mince couche rugueuse de tissu osseux ; quelques stalactites se remarquent vers la périphérie de la fosse iliaque externe.

Les fémurs ont l'aspect de baguettes de tambour ; la substance compacte dans toute leur étendue est notablement amincie. La tête du fémur jusqu'au niveau de son insertion au grand trochanter a complètement disparu. Au-dessous du col, et dans le tiers supérieur du fémur, on trouve une sorte d'excavation légère de la face interne de l'os, recouverte de rugosités.

Moelle épinière. — Sur la coupe fraîche, on voit nettement la dégénérescence grise des cordons postérieurs.

Ataxie locomotrice. — Arthropathie de l'épaule. Autopsie par RAYMOND.

Luxation intra-cocacoïdienne complète. La synoviale a disparu ; les muscles du pourtour sont normaux, à l'exception du deltoïde, un peu amaigri et fibreux, surtout à sa face profonde. La tête de l'humérus gauche est diminuée de moitié de volume et présente une excavation ; on dirait une tête d'humérus en cire qui aurait commencé à fondre. Au-dessous du col anatomique, nous trouvons sur une étendue de quelques centimètres une gouttière qui semble produite par l'absorption d'une partie de la substance compacte. Il n'y a, dans ce cas, ni stalactites ni rugosités.

Dans une autopsie de luxation ataxique de la hanche, CADIAT signale les altérations suivantes :

Pas de liquide dans l'articulation. Résorption de la tête du fémur qui est réduite à son col, et augmentation de la cavité cotyloïde. Les surfaces en rapport sont couvertes de productions d'un aspect cartilagineux.

La cavité cotyloïde est presque comblée par des productions fibreuses et la tête fémorale étant résorbée, tous les mouvements sont possibles.

Voici maintenant l'examen nécropsique de la femme A. Co..., dont nous avons rapporté l'observation.

Les articulations coxo-fémorales présentent les lésions habituelles des arthropathies des ataxiques. A droite et à gauche, le rebord cotyloïdien est en grande partie effacé : il a même disparu dans la moitié inférieure. En effet, de ce côté, la cavité cotyloïde va en se confondant avec la face externe de l'ischion.

Les lésions sont encore plus prononcées du côté des fémurs; à droite, la tête, le col, et une portion notable du grand trochanter ont disparu. A gauche, la tête n'existe plus; le col persiste, mais réduit de deux tiers de son volume; le grand trochanter est usé, et ce qui reste de l'extrémité supérieure du fémur vient aboutir à un cal irrégulier, offrant à sa partie antérieure et inférieure une sorte de jetée triangulaire en forme de lamelle. Outre la lésion due à l'arthropathie, nous avons là une fracture; presque tout le fragment supérieur s'est détruit par atrophie, et la partie persistante s'est soudée avec le fragment inférieur. Tandis que le fémur droit a $0^m,50$ de longueur, la gauche n'a plus que $0^m,19$.

En résumé, ce qui domine en ce tableau anatomo-pathologique, c'est un processus destructif et atrophique. Certains objectent que, anatomiquement, c'est une arthrite sèche; des auteurs anglais (HALE WHITE, JAMES PAGET, ORD) n'y voient qu'une arthrite déformante, modifiée par l'affection nerveuse; MACNAMARA ne fait aucune distinction entre les deux affections. On fait observer qu'on retrouve, dans la jointure désorganisée par l'ataxie, les mêmes destructions cartilagineuses que dans l'arthrite sèche, les mêmes déformations, et éburnation des surfaces articulaires, les corps étrangers, stalactites, et bourrelets osseux. Mais, ainsi que le dit M. GRASSET, la similitude anatomique n'empêche point la distinction des espèces nosologiques : d'ailleurs, il convient de remarquer comme caractère distinctif, dans l'articulation disjointe par l'ataxie, la prédominance de l'usure osseuse sur les productions exubérantes ; de la destruction rapide sur la formation de bourrelets osseux déformants et d'ostéophytes.

Il y a, dans la majorité des cas, une différence anatomique évidente entre cette jointure ataxique, où les rebords articulaires s'éculent et s'érodent, et l'aspect d'une articulation altérée par l'arthrite sèche, énorme, irrégulière, déformée par des ecchondroses et des ostéophytes, à surfaces articulaires élargies, bosselées, noueuses, bridées par des apophyses nouvelles. Sans doute, il est des exceptions à ces types anatomo-pathologiques extrêmes : il est des cas où la destruction de l'articulation ataxique ne se fait point sans s'accompagner de réaction locale intense et de phénomènes inflammatoires; il y a des observations où l'on fait mention de l'épaississement des extrémités osseuses, comme dans l'observation IX du mémoire de M. BALL, où il semble que l'hypérostose prédominait. Mais, outre que l'épaississement de la synoviale et des tissus fibreux péri-articulaires peut, ainsi que le pense M. JOFFROY, donner l'illusion de l'hyperthrophie des têtes osseuses, il faut reconnaître que ce travail de prolifération se limite à la production de quelques ostéophytes à la périphérie des surfaces osseuses érodées, de corps étrangers, et de quelques concrétions ossiformes dans l'épaisseur de la synoviale.

Le processus, même en ses stades avancés, offre toujours un cachet atrophique bien spécial : les extrémités osseuses s'usent et se résorbent; tout contact articulaire se supprime; la jointure est vague et ballante (membres de polichinelle). Et c'est pour cette variété de disjonctions articulaires qu'on peut se demander si le terme « luxations » est logiquement employé. Nous avons déjà cité les objections de MALGAIGNE à ce sujet : elles ont été reproduites par CADIAT qui a constaté, dans son observation de luxation à la hanche chez une ataxique, que les signes habituels de la luxation n'existaient qu'incomplètement, qu'on ne trouvait nulle part la saillie de la tête fémorale déplacée, et « que cette luxation n'en était plus une, puisque les extrémités articulaires n'existaient plus ».

Il convient de remarquer que la disjonction de la jointure
ataxique ne se fait point toujours avec un appareil symptomatique aussi aphlegmasique. Aussi BALL, CHARCOT, HAYEM
et JEAN ont vu l'arthrite tabétique suppurer; dans le fait de
BOURCERET, l'articulation coxo-fémorale gauche luxée était
pleine d'un vaste épanchement purulent; il y avait une
double perforation capsulaire par où le pus avait fusé
dans les interstices musculaires; le bord de la cavité
cotyloïde était érodé en arrière, en dehors et en bas. Mais,
même en ce cas, nous retrouvons le processus destructif
caractéristique : « La tête du fémur et les deux trochanters
ont disparu ; on dirait que l'on a fait une section du col
à son tiers externe, perpendiculaire à son axe. L'extrémité
interne est en effet plane et légèrement éburnée à sa surface.
Il y a luxation ilio-ischiatique du fémur; la capsule très
élargie permet à la luxation de se produire avec la plus
grande facilité et de se réduire de même. »

Ce qui caractérise donc, au point de vue anatomique, ces
destructions articulaires de l'ataxie, ce sont : l'usure rapide
des extrémités articulaires; leur fonte atrophique, sans
réaction locale; et la fréquence de la disjonction de l'article.
On ne peut donc parler ici d'arthrite sèche commune, apparaissant chez un ataxique; on ne peut invoquer une simple
coexistence; on ne peut non plus, comme VOLKMANN, n'y
voir qu'une arthrite traumatique vulgaire. Cliniquement et
anatomiquement, nous sommes autorisés à spécialiser ces
désordres articulaires, et à en établir la connexité indéniable
avec l'affection spinale.

Voilà déjà un point acquis pour la pathogénie de ces accidents. Il nous reste à pénétrer plus avant dans la question,
à préciser quelles relations pathogéniques exactes unissent
la lésion médullaire et ces désordres des jointures, quelle
est l'altération centrale qui leur correspond, comment se

peut expliquer cette influence dystrophique de la lésion
spinale, quels troubles trophiques analogues peuvent être
observés dans les maladies des centres nerveux.

INFLUENCE SUR LA NUTRITION ARTICULAIRE
DU SYSTÈME NERVEUX

Établissons, tout d'abord, un fait indéniable : c'est l'influence du système nerveux sur la nutrition de l'appareil
articulaire. Rappelons rapidement les arthropathies consécutives aux lésions traumatiques ou spontanées des troncs
nerveux périphériques. A la suite de causes variables (contusion du nerf, section, compression par une tumeur ou par
une tête osseuse luxée) apparaît la lésion articulaire : la
jointure se tuméfie; la peau devient tendue, douloureuse et
rouge; l'épanchement de synovie s'accompagne bientôt d'un
épaississement péri-articulaire et d'un gonflement des
extrémités osseuses. Comme lésions contemporaines, on
signale de l'érythème, des éruptions cutanées variables, qui
sont la signature évidente du caractère trophique de ces
troubl es Ces lésions articulaires peuvent s'attarder; les
articulations demeurent enraidies, tuméfiées, douloureuses,
limitées en leurs mouvements, fixées en des positions forcées, subluxées sinon luxées complètement.

En voici un exemple emprunté au livre de W. MITCHELL :

L..., dix-sept ans, plaie par coup de feu des nerfs de l'aisselle.
Les articulations devinrent rapidement enflées, et le bras se fléchit à
angle droit. Vers le sixième jour, la sensation de cuisson commença à
se montrer à la paume de la main et dans les doigts, surtout à la pulpe
et dans les articulations. Cinq mois plus tard, le poignet est fléchi à
angle droit sur le bras et incliné du côté du cubitus; les premières pha-

langes violemment étendues ont subi une véritable subluxation. Les mouvements du coude, du poignet et du pouce sont limités.

Ces subluxations sont provoquées par des actions étiologiques multiples : épanchement intra-articulaire; relâchement ligamenteux; troubles musculaires; altérations osseuses; car on retrouve ici des lésions osseuses analogues à celles des arthropathies. Dans un cas où des arthropathies avaient déformé les articulations de l'index et du médius, consécutivement à la section du nerf médian, M. Blum a rencontré un ramollissement des cartilages diarthrodiaux et leur prolifération notable; une raréfaction et un amincissement des os, remplis de moelle rouge vasculaire; une diminution remarquable de l'épaisseur de la couche compacte.

A côté de ces altérations, d'origine nerveuse périphérique, il convient, en ordre logique, de mentionner les lésions articulaires si souvent observées dans le mal perforant plantaire : ankyloses plus ou moins complètes, et surtout subluxations déformant les phalanges en griffes, s'accompagnant d'altérations cartilagineuses (fissures, résorption, altération pseudo-velvétique), d'ostéite et de raréfaction osseuse. Depuis que Duplay et Morat ont démontré cliniquement que le mal perforant doit être rangé parmi les troubles trophiques consécutifs aux lésions du système nerveux (blessure ou compression du sciatique, ataxie locomotrice), ce sont là des désordres articulaires qui doivent rentrer dans le groupe des arthropathies dystrophiques.

Ces altérations des jointures, à type aigu, et d'origine nerveuse périphérique, s'observent aussi à la suite des lésions du névraxe : les observations classiques de Viguès, de Joffroy et Salmon, montrent une arthrite aiguë apparaissant sans cause déterminante appréciable, quelques jours après un traumatisme médullaire, et s'accompagnant d'autres troubles trophiques (escarres, myopathies).

Voici un cas où la lésion articulaire est plus avancée, où l'influence dystrophique de la myélite traumatique va jusqu'à la destruction de la jointure, et cela sans réaction intense, sans phénomène inflammatoire :

Obs. (de Riedel). — Homme de vingt-cinq ans, blessé par une arme piquante dans la région lombaire du rachis; l'arme dirigée vers la gauche passe entre le premier et le deuxième corps vertébral de la région. Trois semaines après, guérison de la plaie; le malade reste encore deux mois au lit. Trois mois après la blessure, le malade cherche à marcher avec des béquilles, et dans l'espace de huit jours, se fait sans douleur une destruction de l'articulation du genou gauche, telle que le blessé peut porter la jambe en extension forcée dans un angle de 140°, à sinus antérieur, le déplacer latéralement dans la même étendue, et donner à sa jambe une mobilité excessive en tous les sens.

On fait l'amputation du membre. A la partie postéro-externe du fémur s'est formée une articulation nouvelle; l'articulation est emplie d'épanchement séro-fibrineux; les cartilages diarthrodiaux des condyles fémoraux sont altérés et détruits par places; la tête tibiale est éclatée en quatre pièces, reliées seulement par le périoste. Les cartilages semilunaires sont intacts.

C'est là une observation très intéressante, car il s'agit ici d'une destruction articulaire rapide et aphlegmasique, conforme à l'allure habituelle de l'arthropathie ataxique, et non plus de cette arthrite à type aigu, jusqu'à présent signalée, et que nous retrouvons produite par les lésions spinales les plus variées. Car, ainsi que le dit M. le professeur Charcot, « il n'est peut être pas une des formes morbides auxquelles la moelle est assujettie qui ne puisse provoquer une affection articulaire relevant évidemment, à titre de symptôme, de la lésion de ce département des centres nerveux ».

Et, en effet, ces lésions articulaires se retrouvent dans la paraplégie du mal de Pott, dans la compression médullaire par une tumeur; elles se développent dans les membres hémiplégiques (Brown-Séquard, Charcot); elles se rencontrent dans la myélite aiguë et subaiguë; et l'on sait quelle généralisation téméraire avait essayée K. Mitchell, qui le premier signala ces arthropathies médullaires; à quelle théorie excessive il avait été entraîné, en concluant que le rhumatisme articulaire aigu n'est qu'une myélite, à déterminations articulaires.

De ces faits cliniques, groupés en série comparable, une conclusion se dégage : c'est la subordination étiologique incontestable de ces dystrophies articulaires, à des lésions variables du système nerveux, tant central que périphérique.

Les usures osseuses, et les altérations destructives de la jointure ataxique sont la forme extrême et le degré intense de ces lésions articulaires neuropathiques : elles en constituent le type clinique grave, pour lequel se posent toutes les difficultés d'interprétation pathogénique. C'est en effet, un problème complexe, comportant plusieurs solutions successives ; et, dans cette recherche de mécanisme intime de production des lésions articulaires de l'ataxie, il nous faudra préciser ces points différents :

1° Est-il une région du névraxe dont la lésion localisée détermine les désordres atrophiques de la jointure ataxique?

2° Par quel procédé pathogénique ces centres trophiques, de siège déterminé ou non, modifient-ils la nutrition des éléments anatomiques des jointures?

3° Sur quel élément de l'appareil articulaire, cette influence dystrophique s'exerce-t-elle primitivement ?

4° Quelles conditions étiologiques auxiliaires favorisent ces lésions trophiques articulaires ?

I. — Dans le cas d'artropathie ataxique trouve-t-on une lésion médullaire caractéristique? De même que l'histoire clinique s'augmente d'un symptôme additionnel, le tableau anatomo-pathologique se complique-t-il d'un détail surajouté ? Un moment on put croire avoir trouvé la raison histologique de ce trouble trophique articulaire. CHARCOT et JOFFROY signalaient dans la moelle d'une ataxique atteinte d'arthropathie de l'épaule gauche une altération de la corne antérieure du même côté et parurent disposés à y voir la lésion explicative des désordres articulaires. PIERRET retrouva cette téphromyélite antérieure; mais depuis, les autopsies se sont suivies, sans donner les mêmes résultats anatomo-pathologiques. Voici les données de cinq nouveaux examens : 1° LIOUVILLE[1] lésion des cornes antérieures, mais insuffisamment précise; 2° LIOUVILLE et HEYDENREICH, lésion, mais plus vague encore; 3° BOURCERET et COYNE (1875) aucune lésion; 4° et 5° RAYMOND, aucune lésion non plus.

Il semble donc que cette lésion du système cellulaire des cornes antérieures soit un caractère anatomo-pathologique incertain et inconstant; sans doute, cette région des grandes cellules motrices, si influente sur la nutrition musculaire, semble théoriquement un territoire à fonctions trophiques importantes; sans doute, on s'est ingénié à trouver un chemin systématique des zones radiculaires postérieures aux cornes antérieures, et à expliquer la diffusion de la sclérose tabétique. Mais ce ne sont là qu'hypothèses ingénieuses sans contrôle anatomo-pathologique suffisant, et M. CHARCOT lui-même refuse à cette altération des cornes antérieures la valeur de lésion caractéristique. Que quelques autopsies aient montré l'altération des cellules motrices du névraxe, chez des ataxiques atteints d'arthropathie, cela se comprend comme une coexistence très aisément explicable : les amyotrophies secondaires ne sont point rares dans l'ataxie, et la dégénérescence des cellules des cornes antérieures correspond alors aux atrophies musculaires, souvent observées

---

1. *Société anatomique*, 74.

chez les tabétiques. La lésion de la colonne grise antérieure se traduit cliniquement par des myopathies atrophiques ; il n'est point encore démontré qu'elle puisse se manifester par des arthropathies. — Sinon comment, ainsi que le dit MICHELL, expliquer la rareté des lésions articulaires dans les autres maladies des cornes antérieures :

Dans la paralysie infantile, voici un cas observé par M. LIOUVILLE :

Il s'agit d'un homme « atteint de paralysie infantile et mort à l'âge de quarante-cinq ans ; il présentait une arthropathie de l'articulation coxo-fémorale droite avec altérations atrophiques des surfaces osseuses. Lésion des grandes cellules de la moelle, dans la région dorso-lombaire. »

M. LABORDE a aussi observé un cas de luxation spontanée chez un enfant de huit ans, atteint de paralysie infantile.

Dans l'atrophie musculaire progressive où la dégénérescence des grandes cellules motrices est la lésion typique, les troubles trophiques articulaires sont rares, et l'on ne peut signaler que les observations de REMAK et de MORITZ ROSENTHAL.

Donc, dans les téphromyélites antérieures, dans les lésions systématisées des grandes cellules motrices, les troubles articulaires sont l'exception.

D'autres hypothèses localisatrices ont été émises. Il est un fait remarquable, c'est la coïncidence fréquente, avec l'arthropathie, des troubles viscéraux variés : crises gastriques, accidents laryngo-bronchiques, dyspnée nerveuse, troubles circulatoires. Cette remarque clinique, BALL l'avait déjà faite ; BUZZARD l'a reproduite, et s'appuyant sur cette coexistence symptomatique (50 p. 100), il croit que c'est dans la moelle allongée qu'on doit rechercher le siège de la lésion productrice. Que penser de cette hypothèse, sinon que, cliniquement justifiée, elle n'est point encore anatomi-

quement démontrée? Où donc placer le siège exact de ces
centres trophiques articulaires? Sera-ce dans les ganglions
spinaux que Charcot a trouvés, dans un cas, très volumineux et évidemment altérés? Sera-ce dans les nerfs périphériques qui, jusqu'à présent, ont été trouvés intacts ?

Le mieux est de réserver toute hypothèse théorique, de ne
point formuler encore de doctrine localisatrice, et de reconnaître avec M. le professeur Charcot « que la question
relative au siège précis de l'altération spinale, demeure
encore en litige, et réclame des investigations nouvelles ».

II. — Mais, si l'on ne peut prétendre à une localisation
spinale exacte, est-il du moins possible d'indiquer par quel
mécanisme ces centres trophiques, de siège indéterminé,
influencent la nutrition de l'appareil articulaire? Ce n'est là,
d'ailleurs, qu'un point particulier d'un problème plus général : celui des actions trophiques ; et nous retrouvons en cette
étude les mêmes discussions théoriques ; les mêmes opposi-
tions doctrinales, que soulève cette question de physiologie
pathologique. Et d'abord, il serait inexact de ne voir là que
des lésions purement passives, que les résultats de l'inertie
fonctionnelle : outre que, le plus souvent, ces désordres
articulaires surprennent des jointures ataxiques en pleine
activité, généralement au début de l'incoordination motrice,
le tableau anatomo-pathologique n'est point celui que
Reyher (de Dorpat) a tracé des altérations articulaires produites par l'inaction prolongée de la jointure ; en ce cas, les
lésions sont surtout extra-articulaires (rétractions ligament
teuses; myopathies ; altérations des gaines synoviales), les
surfaces articulaires restant intactes partout où elles sont
demeurées en contact.

Invoquera-t-on des troubles vaso-moteurs? Mais on sait
que ces perturbations vaso-motrices ne peuvent produire
qu'une prédisposition des tissus à l'inflammation, qu'une

imminence morbide. Est-ce là une raison suffisante de cette infiltration œdémateuse, qui s'étend, dans l'arthropathie ataxique à tout le membre atteint, de ces altérations synoviales profondes (épaississement, fongosités, concrétions), de ces résorptions cartilagineuses rapides, de cette usure osseuse atrophique ?

Admettra-t-on l'action hypothétique de nerfs spéciaux trophiques, investis, pour les besoins de la théorie, de fonctions nutritives particulières ? Ou bien acceptera-t-on que les nerfs moteurs conduisent et transmettent à distance cette fonction médullaire de régulation trophique, et sollicitent la nutrition des éléments anatomiques de l'article. Toutes ces hypothèses peuvent être soutenues; mais aucune n'a encore reçu de démonstration complète.

Retenons simplement qu'il est logique d'admettre des centres trophiques articulaires, siégeant dans le névraxe; que leur action paraît s'exercer par les nerfs ordinaires. Et démontrons maintenant que cette influence trophique centrale ne semble point agir également sur tous les éléments de l'appareil articulaire; que la lésion primitive et fondamentale paraît être un trouble de nutrition des extrémités osseuses, et que les autres altérations de la jointure se rattachent secondairement à la lésion osseuse initiale.

III. — Rappelons tout d'abord que l'influence du système nerveux sur la nutrition des os est un fait démontré. Schiff a observé l'hypertrophie des os chez les jeunes animaux après la section d'un tronc nerveux; M. Vulpian a noté la fragilité très grande des os, à la suite de la section du nerf principal d'un membre.

Or, il se fait dans l'ataxie, une raréfaction osseuse, une ostéoporose spéciale, dont les caractères sont maintenant exactement fixés. C'est M. le professeur Richet qui signala le premier, en 1874, cette altération osseuse : ostéite raréfiante, extension des canaux de Havers, agrandissement des ostéoplastes, formation abondante de granulations graisseuses dans les canaux de Havers. LIOUVILLE confirma ces recherches par l'examen anatomique d'une articulation scapulo-humérale atteinte d'arthropathie et de luxation ataxique ; il mentionna la destruction des capsules cartilagineuses et la régression graisseuse de leurs cellules : il trouva, dans les os, les canalicules de Havers énormément dilatés, remplis par de véritables bourgeons charnus ; et la substance osseuse raréfiée et érodée par ces amas de cellules embryonnaires.

M. BLANCHARD a étudié en détail cette ostéoporose ataxique : « Si l'on examine, dit-il, une coupe transversale pratiquée sur un os décalcifié à l'aide des procédés ordinaires, on constate au premier abord des lésions qui sont assez analogues à celles qu'on a décrites dans l'ostéite raréfiante : les canaux de Havers sont considérablement dilatés ; il y a donc résorption du tissu osseux au pourtour de ces canaux. Cette raréfaction de l'os ne marche pas toujours avec une égale rapidité sur toute la circonférence d'un même canal, mais il arrive au contraire fréquemment que l'érosion progresse plus vite en un certain point. Si, dans le système de HAVERS voisin, le canal est le siège d'un processus analogue, il peut se faire que les deux canaux se rencontrent, et alors on les voit communiquer l'un avec l'autre, non point par l'intermédiaire d'une anastomose normale, mais par une lacune pathologiquement creusée au sein du tissu osseux. Et un peu plus loin, dans les os d'ataxique examinés à l'état frais, on voit que tous ces canaux élargis (canaux de Havers) sont remplis de graisse. »

Il convient ici de rapprocher de ces lésions osseuses de l'ataxie les atrophies des os observées par VOLKMANN et DUCHENNE dans la paralysie infantile. Il convient aussi de

rappeler que dans l'arthrite sèche on observe cette même
ostéite raréfiante (ostéoporose de Rokitanski; ostéopsathi-
rose de Lobstein); que la symétrie et la régularité des
lésions semblent démontrer qu'il ne s'agit pas là d'une
affection exclusivement périphérique; qu'en raison de ces
caractères Remak en a défendu l'origine spinale (arthrites
myélitiques); et que récemment Giovanni (1880), par une
extension excessive, a fait dériver toutes les arthrites sèches
d'une lésion médullaire.

Aux altérations de texture du tissu osseux, chez l'ataxique,
correspondent des modifications de composition chimique.
D'après M. Regnard, il y aurait diminution de la proportion
des phosphates, augmentation considérable des matières
grasses, la quantité des carbonates demeurant invariable.

Rappelons que M. Debove a retrouvé cette même raréfaction du tissu osseux chez les hémiplégiques : l'arthropathie
hémiplégique relève donc des mêmes conditions pathogéniques que les désordres articulaires du tabes, et l'on peut
rejeter l'étiologie mécanique qu'a proposé M. Hitzig. Cet
auteur, insistant sur la localisation fréquente de ces arthropathies dans l'articulation scapulo-humérale, l'explique par
le relâchement musculaire, qui entraîne une sorte de subluxation paralytique de la tête humérale se mettant à cheval sur le bord glénoïdien, d'où irritation mécanique et
arthrite.

En résumé, sous l'influence de l'action médullaire et par
une modification trophique dont le mécanisme nous échappe,
il se produit dans l'ataxie une altération nutritive de l'os,
une fragilité spéciale de la pièce squelettique atteinte.
Comme l'a développé Charcot dans ses conférences de la
Salpêtrière (novembre 1880), et comme semble l'admettre
Debove, les arthropathies et les fractures ataxiques sont
deux effets connexes, résultant d'une même lésion osseuse

raréfiante, à siège tantôt diaphysaire, tantôt épiphysaire : dans ce dernier cas, l'extrémité osseuse, minée et érodée par l'ostéoporose, peut s'user et s'effondrer rapidement, d'où arthropathies et luxations; dans le premier cas, le levier osseux se rompt au point affaibli. Ce qui prouve que l'os est *primitivement* malade, c'est la rapidité de la destruction et de la fonte des extrémités osseuses; c'est aussi l'inégalité des lésions, souvent observée sur deux surfaces articulaires. Sur une pièce recueillie à Bicêtre et mentionnée par DEBOVE, avec une altération profonde de la surface glénoïdienne de l'omoplate coïncidait une intégrité relative de la tête humérale; or, dans une arthrite, le processus inflammatoire intéresse également toutes les surfaces articulaires.

Ce qui démontre aussi la connexité pathogénique de ces deux phénomènes, fracture et luxations, c'est que l'on a pu prendre pour une luxation pathologique une fractures pontanée juxta-articulaire. M. LIOÚVILLE a observé dans le service de BEHIER un ataxique chez lequel se produisit une luxation spontanée de l'épaule; à l'autopsie on trouva, non une luxation, mais l'arrachement de la tête humérale. Voilà donc une lésion juxta-épiphysaire; elle est un lien logique entre l'ostéoporose diaphysaire, qui produit la fracture, et l'ostéoporose épiphysaire, qui provoque l'arthropathie.

Qu'on nous permette ici de hasarder une hypothèse étiologique. Cette ostéoporose ataxique n'est, en dernière analyse, que de l'ostéite raréfiante; or, l'ostéite syphilitique peut se traduire dans sa forme raréfiante (CORNIL) par ce même élargissement des canalicules de Havers, par ces mêmes accumulations des éléments jeunes dans les aréoles spongieuses, par ces mêmes résorptions osseuses. On sait que les travaux de FOURNIER, de DRYSDALE, de VULPIAN, de BERGER, de CAIZERGUE et de ERB, ont établi la fréquence de l'origine syphilitique de l'ataxie locomotrice. Ne peut-on pas se demander si ces lésions osseuses de l'ataxie ne répondent point quelquefois à de l'ostéite syphilitique? L'on voit d'ici les conclusions thérapeutiques qui s'en déduiraient.

On répondra que la syphilis est rarement mentionnée au dossier pathologique des malades; mais ne sait-on pas combien, chez la femme surtout, la syphilis ignorée est fréquente, et ne connait-on point maintenant les manifestations tardives de la syphilis héréditaire? On objectera la rareté du siège épiphysaire de l'ostéite syphilitique; mais cette localisation de la syphilis osseuse n'est point exceptionnelle. On opposera à cette hypothèse l'aphlegmasie absolue de l'arthropathie ataxique : mais, outre que nous avons vu cette dernière arriver en certains cas à la suppuration, ne sait-on pas que la syphilis, ici comme dans les autres tissus, « détermine le plus souvent une irritation lente et modérée qui peut amener la destruction moléculaire du tissu sans produire une inflammation suppurative » (POULET et BOUSQUET). On fera valoir, enfin, la fréquence dans la syphilis osseuse de l'épaississement périostique, des hyperostoses, des productions osseuses exubérantes; mais nous avons déjà fait mention des hyperthrophies osseuses, signalées par BALL, dans l'ataxie. Dans une observation de RAYMOND, on voit que, « du côté de l'os iliaque, la cavité cotyloïde est presque complètement effacée; tout autour d'elle, on trouve surajoutée à l'os une mince couche rugueuse de tissu osseux. »

Enfin, dans le pied tabétique qui se rattache à ces troubles osseux trophiques d'origine médullaire, ce sont les épaississements osseux, surtout localisés à la région tarso-métatarsienne interne, ce sont les hyperostoses et les déformations consécutives qui sont le symptôme dominant.

Ne pourrait-on pas apporter, comme argument en faveur de la nature diathésique de cette raréfaction et de cette fragilité de l'os ataxique, ce fait établi par Debove, « que la fréquence des arthropathies est plus grande chez les ataxiques qui ont déjà eu antérieurement des accidents analogues dans les autres jointures ? » Dans la thèse de Michel, sur vingt-trois observations, on trouve six cas d'arthropathies multiples : pourquoi cette fréquence de la détermination articulaire chez certains ataxiques, cette intégrité des jointures chez les autres? Si la lésion médullaire commande ces désordres articulaires, pourquoi ces troubles trophiques frappent-ils de préférence certains malades ?

Quoi qu'il en soit de cette hypothèse, si l'on admet, comme condition pathogénique primitive et commune des fractures et luxations chez les ataxiques, une lésion osseuse raréfiante, toutes les difficutés d'interprétation pathogénique se suppriment et s'éclairent. On comprend, dès lors, que par altération trophique lente, les extrémités osseuses s'érodent et s'usent sans phénomènes inflammatoires ; la résorption cartilagineuse, les lésions de la synoviale traduisent une réaction torpide de ces parties voisines, sous l'influence du foyer épiphysaire primitif. Le gonflement énorme et rapide, pouvant se produire en une nuit, qui tuméfie non seulement l'articulation, mais le membre tout entier, devient un symptôme explicable : sans doute, on pouvait invoquer autrefois ces œdèmes neuropathiques dont Ranvier a donné la démonstration expérimentale, mais ce n'était pas une raison pathogénique satisfaisante; il est plus logique d'admettre, avec Debove, que, sur cette épiphyse friable et à tissu raréfié, se font des arrachements osseux au voisinage des insertions ligamenteuses; que, par ce procédé, la cavité articulaire s'ouvre, donne issue à un épanchement synovial abondant qui s'insinue dans les interstices profonds, qui s'infiltre dans le tissu cellulaire sous-cutané, et produit ainsi la tuméfaction diffuse du membre et le développement des veines superficielles par gêne circulatoire. Un argument en faveur de cette hypothèse d'arrachement osseux multiple, c'est la présence, signalée en plusieurs autopsies, de fragments esquilleux, d'éclats osseux : c'est ainsi que, dans l'observation rapportée par Bourceret, où il s'agissait d'une luxation spontanée de la hanche gauche, chez une ataxique, l'existence de nombreux fragments osseux avait fait émettre à M. Desprès l'hypothèse d'une fracture comminutive.

Donc c'est l'ostéopathie qui semble précéder l'arthropathie chez les ataxiques; c'est l'ostéoporose épiphysaire qui constitue la lésion primitive et la condition pathogénique essentielle des altérations articulaires distinctes.

IV. — Il nous faut étudier maintenant quelles causes adjuvantes peuvent favoriser la destruction et l'usure de ces extrémités osseuses, à tissu fragile, et provoquer le développement rapide de ces lésions articulaires destructives. Car il convient d'admettre les réserves de M. Vulpian :

« Il ne semble pas encore démontré, dit-il, que la lésion qui existe dans les centres nerveux, chez les malades atteints d'ataxie locomotrice, de myélite traumatique, etc., puisse par elle seule donner naissance à des inflammations des articulations. D'après les faits que j'ai vus, je crois qu'il y a presque constamment, sinon toujours, dans ce cas, l'intervention d'une cause irritante, telle que contusion, distension violente des articulations, contact continu, réciproque, des mêmes points des surfaces articulaires, traillements prolongés des téguments, etc. »

Il est d'abord une cause prédisposante aux lésions articulaires de l'ataxie : c'est la fatigue de la jointure qui constitue un appel à la localisation morbide.

Sur dix-huit cas rassemblés par Ball les déterminations articulaires de l'ataxie se répartissent ainsi :

Les deux genoux au même degré...................... 1 cas
Genou droit... 5 —
Genou gauche.. 5 —
Epaule droite....................................... 3 —
Epaule gauche....................................... 0 —
Coude .... 1 —
Articulation coxo-fémorale.......................... 1 —
Articulation métacarpo-phalangienne................. 2 —

De cette liste on peut logiquement conclure que les jointures les plus fatiguées sont les plus souvent atteintes.

VOLKMANN fait plus prépondérante la part étiologique des violences traumatiques ; il ne voit dans l'arthropathie ataxique qu'une arthrite ordinaire, que détermine la distorsion des ligaments articulaires dans les mouvements désordonnés du malade. CHARCOT a très justement objecté que les accidents articulaires sont un symptôme précoce ; que la destruction osseuse et la luxation se produisent à une époque peu avancée de la maladie :

Observation de LÉPINE (luxation suivant de quelques mois les premières douleurs lancinantes) ; observation de VERNEUIL (luxation précédant toute incoordination motrice) ; observation de TRÉLAT (luxation coxo-fémorale chez un malade dont l'ataxie ne se révélait que par une projection brusque du pied).

CHARCOT a expliqué aussi que si l'affection articulaire apparaît à une époque tardive, c'est toujours au membre supérieur qu'on l'observe, la sclérose spinale pouvant être tout à fait récente dans les régions supérieures de la moelle, alors qu'elle est déjà très ancienne dans la région dorso-lombaire. C'est la règle, mais elle souffre des exceptions. En voici quelques exemples. Dans un cas, observé par BUZZARD, c'est en 1868 que la marche devient incertaine et incoordonnée ; c'est en 1874 seulement, qu'après une tuméfaction subite de la jambe droite, on constate une subluxation en dehors de la jambe. Dans l'observation de la femme Pinaigre, rapportée par RAYMOND, la marche est difficile, les chutes sont fréquentes, bien avant que la double luxation coxo-fémorale se produise. Dans une autre observation relatée par RAYMOND, il s'agit d'une femme ataxique, chez laquelle l'incoordination motrice est apparue depuis 1860 : à partir de 1870, la projection des jambes est désordonnée, la démarche irrégulière ; ce n'est qu'en 1873, après une chute, qu'apparaît une tuméfaction du membre inférieur droit, et que l'on constate des désordres articulaires intenses : les mouvements de latéralité sont très étendus, chaque condyle semblant sortir de la cavité glénoïde tibiale ; la jambe peut former avec la cuisse un angle obtus ouvert en avant ; si, en flexion, on dépasse l'angle droit, on produit une luxation incomplète, les surfaces articulaires du tibia chevauchant en avant. Dans l'observation de M. DEBOVE, on voit que « B... fait une chute en 1876 et se luxe l'épaule droite. Avant l'accident l'articulation paraissait saine, tous les mouvements étaient libres. M. TERRIER réduisit la luxation : au bout de deux mois, on enleva le bandage ; il subsistait une assez grande gêne de mouvements. Six semaines plus tard, la luxation s'était reproduite spontanément : aujourd'hui le deltoïde est complètement atrophié ; la tête humérale est rugueuse, mais peu déformée. » Et M. DEBOVE ajoute : « Le point de départ de l'arthropathie a été un rhumatisme ; sans lui, elle n'aurait peut-être jamais existé. »

Il convient donc, tout en réduisant le rôle pathogénique excessif attribué par VOLKMANN aux influences traumatiques, de leur reconnaître une action étiologique évidente. Et l'on comprend que toute violence articulaire puisse compromettre gravement la résistance de ces extrémités osseuses fragiles et raréfiées : en effet, que des mouvements désordonnés heurtent fréquemment l'article, et les épiphyses friables s'usent et s'effritent ; qu'une pression irrégulière s'exerce entre deux surfaces articulaires atteintes d'ostéoporose ataxique et les rebords osseux, les arêtes limitantes des cavités, s'éculent au point de pression anormale, s'érodent graduellement, et permettent le déplacement en ce sens; qu'une action musculaire incoordonnée se produise, et l'on voit survenir les arrachements osseux aux points d'insertion ligamenteuse, l'effusion de synovie, la dislocation de l'article.

Aussi voit-on, dans maintes observations, une violence traumatique provoquer la désorganisation rapide de la jointure. Dans une observation de RAYMOND, chez la même malade, l'arthropathie et la luxation apparaissent : au genou droit, à la suite d'une chute; à l'épaule, après un mouvement forcé fait par la malade en saisissant la corde du lit pour se mettre sur son séant.

Donc, les traumatismes aident la détermination articulaire, et la désorganisation de la jointure; ils ne sont d'ailleurs que causes adjuvantes banales, et ne peuvent être considérés comme facteurs pathogéniques prépondérants.

D'autres éléments étiologiques viennent s'y joindre, qui favorisent la destruction et le déplacement articulaires.

C'est une loi mécanique que, dans tout mouvement, les muscles antagonistes modèrent et règlent la contraction par leur tension active; ils transforment en actions coordonnées des contractions qui ne seraient sans cela que des secousses convulsives. Or, dans l'ataxie, on rencontre des amyotrophies secondaires qui frappent un muscle ou un groupe musculaire, qui rompent l'harmonie de contraction des muscles péri-articulaires, qui modifient notablement les conditions de fonctionnement de la jointure et de contact réciproque des surfaces articulées. Voilà donc une articulation dont les extrémités articulaires sont raréfiées par l'ostéoporose ataxique; toute contraction incoordonnée heurtera anormalement ces têtes osseuses fragiles, en changera les conditions d'appui régulier : d'où usure et destruction des parties sur lesquelles se feront ces pressions irrégulières.

Et l'on s'expliquerait ainsi les altérations des cellules motrices des cornes antérieures, signalées dans quelques examens médullaires, chez des ataxiques atteints d'arthropathies. Comme nous l'avons dit, elles correspondent à des amyotrophies secondaires, et non aux troubles trophiques articulaires ; et il est au moins remarquable qu'arthropathies et myopathies coïncident fréquemment.

Il est intéressant de rappeler ici que l'influence pathogénique adjuvante des altérations musculaires intervient aussi dans la production des luxations post-hémiplégiques : chez l'hémiplégique, la même altération osseuse d'origine trophique se constate, comme nous l'avons vu ; et, ici encore, cette condition étiologique est aidée par les troubles myopathiques. CRUVEILHIER a vu, à la Salpêtrière, chez des vieilles femmes hémiplégiques, plusieurs cas de luxation de la main en avant, dus à la contracture secondaire des fléchisseurs, fixant la main en flexion forcée sur l'avant-bras.

Il semble, maintenant, qu'on puisse conclure, en formule définitive : sous une influence trophique, d'origine médullaire, mais dont le mécanisme nous échappe, il se fait dans l'ataxie une raréfaction du tissu osseux qui provoque et prépare l'arthropathie, et a, comme terme extrême, l'usure des extrémités articulaires et la dislocation de la jointure. C'est là la condition pathogénique essentielle ; elle a comme facteurs auxiliaires, les violences traumatiques, les pressions irrégulières, les actions musculaires incoordonnées, l'ataxie.

LUXATIONS DANS LA SYPHILIS

Les travaux de RICHET, de LANCEREAUX, de MÉRICAMP, et DEFONTAINE, ont établi les formes anatomiques de la syphilis articulaire. Est-il des exemples de luxations pathologiques dans les arthropathies syphilitiques tertiaires?

En voici un emprunté à MÉRICAMP :

Femme X..., atteinte de chancre infectant en 1856, de vives douleurs articulaires en 1860, d'arthropathies du genou et du coude gauche en 1873. Elle a une fracture spontanée non consolidée de la clavicule droite, près de son extrémité sternale (diagnostic posé par MM. Péan et Duplay); aucun appareil ne fut conseillé; aujourd'hui, on se trouve en présence d'une véritable pseudarthrose.

A l'autopsie, on trouve que la clavicule droite présente des altérations remarquables. Elle est raccourcie; elle a perdu sa forme; elle est atrophiée. L'atrophie est surtout manifeste au niveau de l'extrémité externe : cette extrémité est effilée, rugueuse, et à la forme d'un fer de lance. Une pseudarthrose existe à la partie moyenne. Il existe enfin une arthropathie de l'articulation sterno-claviculaire. Celle-ci est d'une mobilité extrême; aussi, dans certaines positions de la clavicule, l'extrémité interne de cet os peut-elle faire saillie en avant du plan sternal; et comme elle paraît effilée, il ne faut point s'étonner qu'on ait pu diagnostiquer une fracture de l'extrémité interne de la clavicule.

Les éléments constitutifs de l'articulation, ligaments, synoviales, ménisque, sont absolument intacts. La lésion est exclusivement osseuse. L'extrémité interne de la clavicule est considérablement modifiée et amincie; d'autre part la corne sternale est érodée, détruite. La clavicule est malade dans sa totalité, d'où fracture spontanée de la partie moyenne de l'os. Mais les lésions sont particulièrement profondes au niveau du fragment interne : là l'os, est tellement fragile, tellement mince, qu'on peut avec une épingle le traverser tout aussi facilement qu'une feuille de papier; il est visiblement raréfié ; entre le périoste épaissi et la face antérieure du [fragment interne est une rigole remplie de matière pulpeuse jaune.

La première pièce du sternum est aussi atteinte que la clavicule ; elle est comme soufflée.

Des travaux de MÉRICAMP et de DEFONTAINE il ressort que dans la variété la plus intéressante, dans la pseudo-tumeur blanche syphilitique de FOURNIER, la lésion épiphysaire est la condition *sine qua non* de l'arthropathie syphilitique (forme osseuse de MÉRICAMP). « La lésion osseuse est tout, formulent ces auteurs. Les lésions des parties molles de l'articulation sont contingentes ; elles ne sont que l'effet de l'altération des os, et particulièrement de la lésion de l'épiphyse qui est l'élément pathogénique nécessaire et principal d'une variété d'arthropathie, à symptômes bien nets et à marche spéciale. »

On dit en ces cas : osteo-arthropathie syphilitique; et on exprime bien la subordination pathogénique des accidents articulaires à la lésion osseuse. N'avons nous pas vu également que, chez l'ataxique, l'ostéopathie épiphysaire commandait l'arthropathie?

Et nous voilà ramenés à la discussion de l'hypothèse que nous avons émise de la nature syphilitique possible de l'arthropathie ataxique. Cette interprétation, que nous hasardons avec réserves, M. DEFONTAINE[1] l'a proposé aussi :

« Nous nous sommes demandé, dit-il, si un certain nombre au moins des arthropathies développées chez les ataxiques syphilitiques n'étaient pas l'effet direct de la syphilis, si en un mot elles n'étaient pas les filles de la syphilis, au même

____

1. DEFONTAINE, *De la syphilis articulaire*, Th. 1882.

rang de parenté que l'ataxie, au lieu d'être les petites-filles de cette diathèse par l'intermédiaire de l'ataxie. Dans les cas qui ont attiré notre attention, il n'y a pas eu le début classique de l'arthropathie ataxique. »

Defontaine cite l'observation d'un malade, « chez qui les symptômes ataxiques étaient contestables, et qui a été bien des fois considéré comme ataxique par le seul fait de ses arthropaties. Ce serait là un cas d'artropathie, dite ataxique, chez un syphilitique non ataxique ».

Et voici comme argument concluant, une luxation pseudo-ataxique, chez un syphilitique, sans ataxie :

Obs. XXV (de Defontaine). — Auguste, quarante-neuf ans, contracte la syphilis en 1852.

Son genou enfla peu à peu, il y a dix ans; à la même époque, il se produisit dès lésions du côté de l'articulation de la hanche. Il sortit de l'hôpital en marchant avec des béquilles dont il a dû continuer l'usage. Quelque temps après, il eut à souffrir du genou droit; la marche devint très pénible; il put néanmoins continuer à travailler debout.

État actuel. — Syphilides ulcéreuses du nez.

Épanchement articulaire considérable dans le genou droit.

Hanche. — Le membre inférieur gauche paraît raccourci d'au moins 6 centimètres. Lorsqu'il pend librement, le malade se tenant sur la jambe droite, la déformation apparente n'est pas extrème. Lorsque, au contraire, le malade porte le poids de son corps sur le membre gauche, on voit le grand trochanter faire en dehors et en haut de sa position normale une saillie surprenante, en sorte qu'entre la saillie trochantérienne et la saillie de l'os iliaque existe une encoche profonde.

Pendant les mouvements de flexion de la cuisse, on voit se former une saillie à la partie postérieure et externe de la fesse : c'est bien à la tête fémorale que l'on a affaire. En effet, si on imprime au fémur des mouvements de rotation sur son axe, on voit que la tête osseuse suit entièrement les mouvements du fémur.

Il y a lieu de penser qu'il existe une luxation iliaque du fémur avec néarthrose, ou mieux diverticule articulaire d'étendue considérable permettant des mouvements très vastes et le déplacement complet de l'os, en même temps que son retour à la situation normale.

Supposons que les antécédents syphilitiques du malade

soient ignorés; qu'il n'y ait point coexistence de syphilides
caractéristiques; que le cachet diathésique de ces accidents
ne soit point aussi évident; ne serait-on point porté à diagnostiquer, en ce cas, une arthropathie et une luxation spontanée chez un ataxique? Or, toute incoordination motrice
fait ici défaut : donc, si l'analogie des tableaux cliniques est
étroite, l'identité pathogénique n'est point une hypothèse
inadmissible.

LUXATIONS PAR DÉFORMATIONS OSSEUSES

Nous constituons ici un petit groupe annexe, composé de
quelques cas qui ne peuvent rentrer dans le cadre précédent.
En effet, dans les variétés de luxation par altération osseuse
jusqu'à présent étudiées, nous avons constaté un processus
destructif entraînant des lésions osseuses profondes (tuberculose; rhumatisme chronique; ataxie; syphilis). Dans les
cas que nous allons signaler maintenant, la condition dominante, ce sont lès altérations morphologiques des extrémités
articulées ; les pièces osseuses ne se correspondent plus par
des surfaces exactement adaptées, soit que des productions
exubérantes comblent les cavités articulaires, soit que les
têtes épiphysaires se développent anormalement : c'est donc
la disproportion des surfaces articulaires qui amène la luxation.

Montéggia rapporte que, chez les enfants rachitiques, le
boursouflement épiphysaire de l'extrémité interne claviculaire fait proéminer et déborder jusqu'à la subluxation la
surface de réception costo-sternale.

Westbroock[1] rapporte un cas intéressant de dislocation
spontanée de la hanche ; cette luxation était consécutive à

1. Westbroock, *Osseous Tumour of the Ilium, with Spontaneous Dislocat. of
the Head of the Femur*, in *Annal. of the Anatom. and Surg. Society*, 1879,
p. 85.

une tumeur osseuse de l'os iliaque ayant comblé le creux cotyloïdien et expulsé la tête fémorale qui, refoulant la capsule, se luxa en arrière.

Il est intéressant de rapprocher de ces faits cette opinion soutenue par DOLLINGER [1], que le siège anatomique et la condition pathogénique des luxations congénitales du fémur se trouvent dans le cartilage en Y, dans son ossification prématurée, dans son arrêt évolutif, alors que la tête fémorale n'a pas achevé sa croissance, et dans la disproportion entre le cotyle atrophié et l'extrémité du fémur. GRAVITZ [2] a repris ces recherches et pense « avoir démontré que la cause de la luxation réside en un arrêt de formation du cartilage en Y, pendant que la tête fémorale ne se ralentit point dans son développement ». — Nous avons déjà signalé l'exostose cotyloïdienne de ANDRY, l'hypertrophie de la tête fémorale de RUST, toutes conditions ayant pour résultat de rompre l'adaptation de la tête osseuse au creux cotyloïdien.

On observe au poignet une subluxation dont le mode pathogénique, fort étudié dans ces derniers temps par MADELUNG, par FÉLIX, doit nous arrêter quelques instants.

DUPUYTREN, qui l'avait observée « chez les hommes qui exercent avec les mains des tractions violentes et répétées, imprimeurs, etc. », accuse la distension des ligaments par contractions musculaires répétées. Mais il y a plus qu'une lésion des liens fibreux : la surface articulaire est déformée, « la portion antérieure est atrophiée, en retrait sur la partie postérieure », sans qu'on puisse trouver trace d'usure. Et MADELUNG a proposé une explication, que FÉLIX a reproduite, et qui nous paraît exacte.

MADELUNG dit que les fléchisseurs, plus puissants que les

____

1. DOLLINGER, *Langenbeck's Archiv*, Bd XX, p. 622.
2. GRAVITZ, *Uber die Ursachen der angebornen Hüftgelenkrerrenkungen*, in *Archiv für path. Anat. und Phys.*, Bd LXXIV, p. 1, 1878.

extenseurs, à chaque contraction, exercent sur l'épiphyse antérieure du radius une pression dont la répétition exagérée entraîne des troubles d'accroissement dans le cartilage conjugal ; la portion antérieure du cartilage est seule comprimée, arrêtée dans son développement, tandis que sa portion postérieure continue à croître normalement, ce qui entraîne une déformation de la cavité articulaire du radius, et la luxation. La fatigue, le surmenage professionnel déterminent ce trouble de nutrition.

FÉLIX, tout en admettant cette explication pathogénique, la croit insuffisante : il y aurait une lésion nerveuse cause de la contracture constante des fléchisseurs et des lésions articulaires.

Comme le fait remarquer MADELUNG, cette subluxation se rencontre chez les adolescents avant que la croissance soit achevée, et toujours on retrouve aux antécédents le surmenage. C'est chez des étudiants qui se sont adonnés avec fureur à l'escrime, chez des blanchisseuses, chez un tanneur qui avait à soulever de lourdes charges, qu'il l'a rencontrée. DUPUYTREN, BÉGIN l'avaient constatée chez des imprimeurs.

LANGENBECK ne croit pas qu'on doive rejeter tout à fait le relâchement primitif des ligaments, et HIRSCHBERG semble disposé à admettre cette distension des liens fibreux comme lésion unique dans des faits de subluxation observés par lui chez de jeunes dames qui jouaient du piano.

L'appellation de « luxations par déformation osseuse » pourrait être très justement appliquée aux variétés, d'ailleurs très rares, que nous venons d'indiquer ; quant au groupe des « luxations par déformation » de VOLKMANN, il semble qu'il ait été inexactement dénommé. Ses deux espèces composantes — luxation dans l'ataxie et dans le rhumatisme chronique — comportent dans leur histoire anatomo-pathologique un processus destructif remarquable, et on ne peut les opposer, comme nous l'avons dit, aux « luxations par destruction » (*Abschleifungs Luxationen*).

Nous terminons par ce groupe annexe ce travail de synthèse bibliographique, où nous nous sommes efforcés de faire la revue critique des observations éparses de luxations pathologiques, leur répartition méthodique et leur groupement logique suivant leurs modes pathogéniques différents.

FIN

INDEX BIBLIOGRAPHIQUE

Nous ne citons dans cet index que les ouvrages postérieurs à J.-L. Petit; nous n'avons pas la prétention de faire ici un catalogue complet de tous les articles ou observations qui se rapportent à notre sujet; nous voulons indiquer simplement les principaux travaux auxquels nous avons puisé, quelques autres moins spéciaux ou moins importants sont cités dans le cours de notre étude.

J.-L. Petit. — *Obs. anat. et path. sur les chutes qui causent une luxation de la cuisse dont les auteurs n'ont point écrit*, in *Mém. de l'Acad. des sciences*, ann. 1722, p. 117.

Sabatier. — *Mémoire sur les luxations consécutives du fémur*, in *Mém. de l'Acad. roy. de chirurgie*, t. V, ann. 1774, p. 791.

Portal. — *Obs. sur la nat. et le trait. du rachitisme*, 1797.

Desault. — *Mém. sur les luxations spontanées du fémur. OEuvres publiées par Bichat*, 1798, p. 314.

Rust. — *Arthrokakologie*. Vienne, 1817.

Larrey. — *Mémoires et campagnes*, 1817.

Brodie. — *Path. Researches and Surg. Obs. in the Joints*. Londres, 1818.

Boyer (le baron). — *Traité des maladies chirurgicales. — Des luxations spontanées ou consécutives du fémur*, t. IV, ch. xii, 1831, p. 305.

Lesauvage (de Caen). — *Mémoire théorique et pratique sur les luxations dites spontanées ou consécutives, et en particulier celles du fémur*, in *Arch. gén. de méd.*, 2ᵉ série, t. IX, nov. 1835, p. 257.

Humbert et Jacquier. — *Essai et obs. sur la manière de réduire les luxations spontanées de l'articulation iléo-fémorale*, 1835.

Bonnet. — *Mémoires sur les positions des membres dans les maladies articulaires*, in *Gaz. médicale*, nov. 1840.

Traité des maladies des articulations, 1845.

Stanley. — *On Dislocations by Elongation of Capsula*, in *Med. Chir. Transact.*, t. XXIV, 1841.

Parise. — *Luxations spontanées du fémur*, in *Arch. gén. de méd.*, 3ᵉ série, ann. 1842, t. XIV, p. 1 et 142.

Lettre à M. le professeur Malgaigne sur un genre nouveau de luxations par allongement des os, in *Rev. méd. chir.*, ann. 1854, t. XVI, p. 269.

Heine. — *Ueber spontane und congenitale Luxat.* Stuttgard, 1842.

Putégnat. — *Note sur les luxations pathogéniques produites par le relâchement des téguments.* — Rapport de Velpeau et Jobert, rapporteur (*Bull. de l'Acad. roy. de méd.*, ann. 1842-1843, t. VIII, p. 71).

Trinquier. — *Luxations spontanées du fémur.* Montpellier, 1845.

Cruveilhier. — *Traité d'anatomie pathologique*, 1849.

Malgaigne. — *Fractures et luxations*, t. II, 1855.

Roser. — *Die Lehre von den spontan. Verrenkungen des Oberschenkels*, in *Schmidt's Yahrbucher*, Bd 94, 1857, p. 120.

Die Lehre von den spontan. Luxationen, in *Arch. d. Heilkunde.* Bd V, 1864.

Perrin. — *Luxations volontaires du fémur*, in *Soc. Chir.* (Séance du 27 juillet 1859), et *Gaz. hôp.*, 1859, p. 92.

Capelle. — *Quelques considérations sur la luxation du fémur survenue dans le cours de la fièvre typhoïde épidémique*, in *Journ. de méd. de Bruxelles*, 1861, t. XXXII, p. 456.

Dittel. — *Luxations secondaires de la hanche*, in *OEsterr. Zeischr. für praktisch. Heilk.*, t. VII, 1861.

Sur la réduction des luxations spontanées, in *Wiener med. Yahrber.* t. XIII, p. 153, et *Wiener Zeitschrift*, t. XXIII, 1867.

Volkmann. — *Spontan. Luxat.*, in *Pitha und Billroth-Handbuch der allg. und. spec. Chirurg.*, ann. 1865, t. II, 2ᵉ partie, p. 657.

Martin et Collineau. — *De la Coxalgie*, 1865.

Isermeyer. — *Luxations pathologiques de la rotule*, in *Arch. für klin. Chir.*, Bd 8. 1866.

Verneuil. — *Étiologie des luxations congénitales*, in *Soc. de chirurg.*, 1866.

Luxations subites dans le cours du rhumatisme articulaire ou des arthrites aiguës (*Soc. de chirurgie*, 31 oct. et 7 nov. 1883).

Sedillot et Gros. — Art. Luxations symptomatiques, in *Dict. Dechambre*, 1869.

Richard Blasius. — *Luxation du fémur supra-cotyloïdienne, traumatique et spontanée.* Dissert. inaugur. Halle, 1869.

Vincent. — *Du mécanisme de la luxation spontanée du fémur dans la coxalgie.* Th. Paris, 1870.

ERNST BLASIUS. — *Arch. für klin. Chïrurg.*, Bd XII, p. 238.

GUTERBOCK. — *Spontan. Luxat. bei Ileo-Typhus*, in *Arch. für klin. Chir.*, 1874, p. 280.

WILLIAM KEEN. — *Complicat. of Continued Fever*, in *Toner Lecture. Smithsonian Institution.* Washington, avril 1875.

VALETTE. — Art. LUXATIONS SYMPTOMATIQUES, in *Dict. Jaccoud*, 1875.

SONNENBURG. — *Die spontanen Luxationen des Kniegelenks*, in *Deutsche Zeitsch. für Chir.*, t. VI, n° 2, 21 avril 1876.

RECLUS. — *Des luxations paralytiques du fémur*, in *Rev. de Méd. et de Chir.* ann. 1878, p. 176.

MADEDUNG. — *Subluxation du poignet en avant.* 7ᵉ Congrès de chirurgie (*Berl. klin. Woch.*, n° 24, p. 356), 17 juin 1878.

DIDIER. — *Des luxations pathologiques consécutives aux arthrites rhumatismales aiguës*. Th. de Paris, 1880.

MASSE. — *De l'influence de l'attitude des membres sur leurs articulations*, 1880.

KRONLEIN. — *Spontane Luxationen*, in *Deustche chir. Billroth und Lucke.* Lief. 26. 1882.

HUETER. — *Klinik der Gelenk Krankeiten*, 1ʳᵉ partie, 1882.

FÉLIX. — *Subluxation spontanée du poignet en avant.* Th. de Lyon, 1884.

KŒNIG. — *Die tuber. d. Knochen und Gelenke*, 1884.

SAINT-AGNÈS. — *Contribution à l'étude de la luxation dans la coxalgie.* Th. de Paris, 1885.

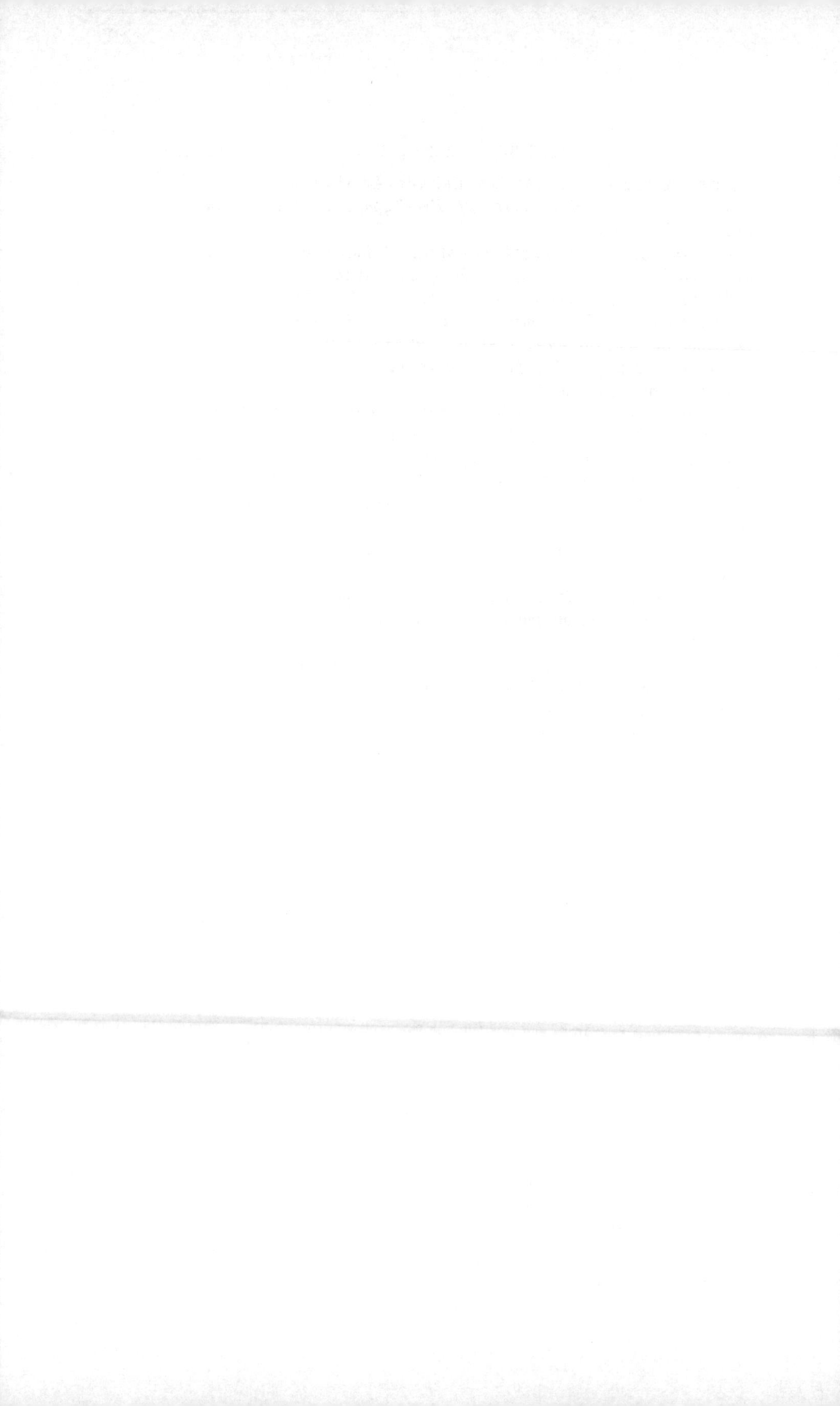

TABLE DES MATIÈRES

LUXATIONS PAR ALTÉRATIONS
DES PARTIES MOLLES ARTICULAIRES

1re VARIÉTÉ.

2e VARIÉTÉ.

FIN DE LA TABLE DES MATIÈRES

9 782019 294465